愛，漫步在杜鵑窩

台大醫院精神科主任 胡海國◎校閱
龍瑞如◎著

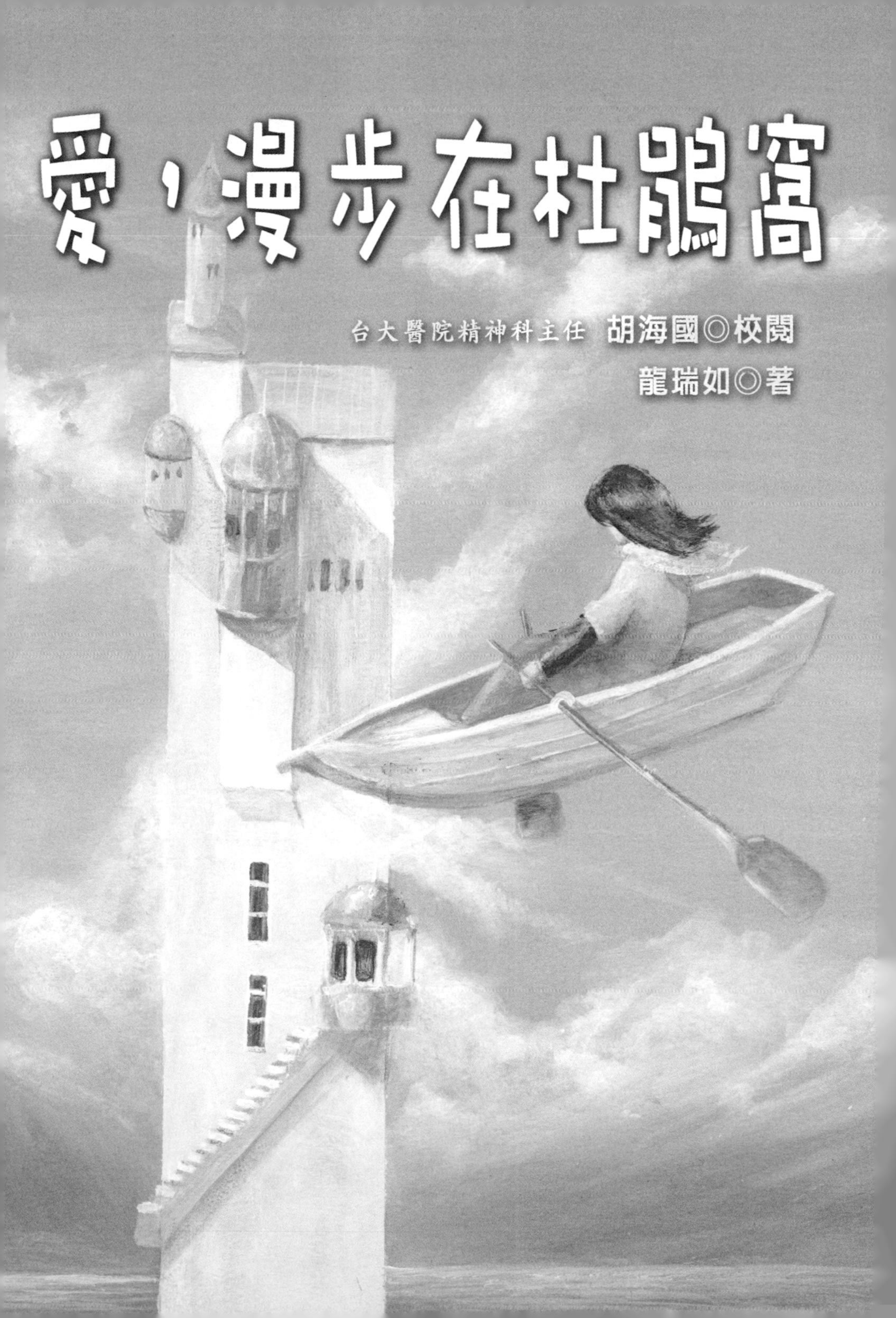

胡海國醫師序

「人生」是一個充滿無限可能性的經驗。任何一個人，可以過了一個完整的人生，而不回味人生是何物，一生經歷就是那麼自然地完成；任何一個人，也可以在人生歷程中，天天思索日子之圓與扁，把生活的點滴經驗，堆疊砌鋪，外加晶亮飾物，讓人品嚐回味。我讀龍瑞如小姐的《愛，漫步在杜鵑窩》，正深深感受龍小姐晶瑩亮麗人生的一件作品，我迫不及待，等待她另外一部作品的問世。

時下，有不少精神障礙的朋友，把他們所經歷的人生體驗，振筆疾書，把可貴之生活經驗提供給有共同遭遇的人參考，也教化一般大眾，使社會一般人對精神障礙的朋友，能給些鼓勵與褒揚，對他們面對生活挑戰的坎坷人生，多給些接納，不要再排斥他們。更期待社會大眾，能肯定他們在精神障礙之深淵裡的忍耐與掙扎，進而欣賞他們努力上進，接納他們是對社會有貢獻的人，甚至進而肯定他們的用心生活，是一般人的榜樣。

龍小姐自身體驗到精神疾病之挑戰，更用心用力去克服疾病之困惑與障礙。我了解龍小姐時時樂於協助其他有精神困擾的朋友。正如在〈天生我材必有用〉的文章裡，龍小姐所闡述的「有用之材」，對自我加以肯定，這眞是讓我敬佩不已的地方。龍小姐努力用功，了解精神醫學的種種學理與實務應用，使她能以「不入虎穴焉得虎子」之精神，克服精神障礙對她人生的羈絆。我可以體會她說的「展翅翔空，尋找等待的幸福」的豪語與心願。我相信龍小姐已掌握她的人生幸福，而這是精神疾病患者，最令人感動之自我期待與肯

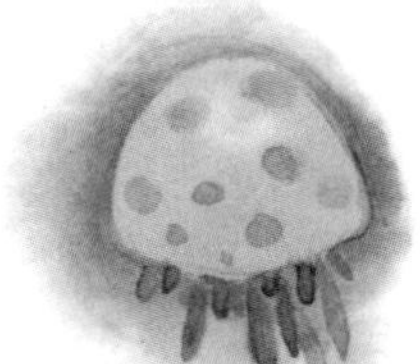

定，堪為所有精神疾病患者之榜樣，更可以為時下所有迷失方向的社會青年的標竿。

《愛，漫步在杜鵑窩》一書，最令我感動的是龍小姐對人情深厚之執著。十五篇文章，除了展露她努力研讀精神醫學書籍所整理的知識外，更以她實質的豐富生活經驗，把自己轉換為此書「男性精神科醫師」之巧妙手法，揮灑文筆呈現她「人情」之深厚體會。讀者不妨仔細再次地閱讀第十一篇〈男人的魚尾紋〉，我相信讀者們會感受到龍小姐那深厚的感情動力，而輕易地推動您淚囊的感動淚珠。誰說精神障礙者沒有健康而富有文化氣質的人情世故呢！這是多麼可愛的一篇文章！

《愛，漫步在杜鵑窩》對時下之醫療制度、福利制度，基於對精神障礙者之關懷，而有所批判；對時下氾濫成災之媒體資訊，有深沉的建議；對精神醫療專業人員有精闢之鼓勵；對精神障礙之朋友與其家屬也有許許多多有用之建言與指導。《愛，漫步在杜鵑窩》是一本內容豐富、用情深沉的精彩作品，值得讀者去體會。

我認為龍小姐在《愛，漫步在杜鵑窩》裡，對她自我的人生經驗，有深刻的思考與自我檢視，她把這些自我反省、自我努力的成果，以輕鬆的筆法與帶點狂野的幽默感，簡單明瞭地呈現在讀者面前，是一種「大愛」之展露。誰說精神障礙者不可愛呢？

《愛，漫步在杜鵑窩》是一本不可多得的好書，此書對精障朋友及其家屬，對精神醫療專業人員，對社會大眾，均具有相當的教化作用。我願意爲她作序一篇，以鄭重推介本書。

胡海國
台大醫學院醫學系精神科教授
台大理學院心理系（所）教授
台大公衛學院流病所教授
精神健康基金會董事長
台北市康復之友協會理事長

李明濱醫師序

世界衛生組織（WHO）在一九四六年對「健康」下了如是定義：「個人的、生理的、心理的、社會的以及心靈的完備而安適的狀態。」因此，我在工作繁重不堪的情況下，仍然每天利用空閒作放鬆，每天早上六點起床，打拳、運動、爲家人煮豆漿、打果汁，這也是我在各方面的完備安適狀態吧！

瑞如是個很特別的女孩子。第一次見到她時，是她即將從研究所畢業前，來台大醫院精神科應徵研究助理。文學藝術背景出身的她，卻有著一股愛人救人的熱忱。她憑著受過學術訓練的經驗，反覆研究閱讀大量的精神醫學與心理學等專業知識。她不但一直主動幫助身旁需要幫助的人們，更擔任兒童福利聯盟的代言人，爲失依兒童爭取福利；而且在SARS來襲時，她毫不猶豫接受專業訓練，成爲台北市社會局SARS的終身志工人力資源。我亦曾在多次醫學會議中，看見她偷偷「混」進來聽我演講。如今，她又以過人的毅力，用她文學藝術的才華，寫下了這本很爆笑卻又很認眞的書。若是社會上多幾個像她這樣的孩子，我們這些心理專業人員也不會長年累月累得半死了。

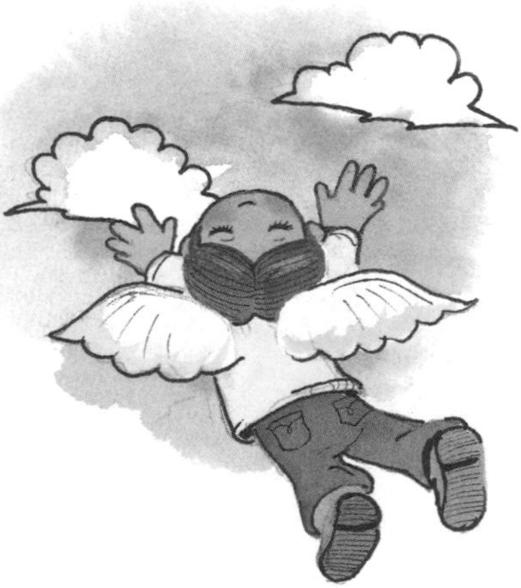

當我還是精神醫學界的菜鳥時，曾對社會與醫療這方面的問題下過許多功夫；在後來面對醫學院的學生時，更經常強調「人文關懷」與「醫病互動」在醫學上的重要性。

在瑞如的筆下，我想我們都看到了她對這些議題的見解與看法。祝福瑞如在她未來的人生中，有更多幫助人群的表現與愛心，也期待讀者給她關心與指正。

李明濱
台北市立療養院院長
台大醫學院精神科教授
台灣憂鬱症防治協會理事長

林立寧醫師序

經過了幾十年的努力，精神疾患似乎仍是這個社會的禁忌。儘管精神醫學的前輩們辛勤耕耘，加上政府以出錢的方式鼓勵精神醫學的發展，希望將這個禁忌醫學化和去污名化，至今雖已見到明顯的結果，不可否認地還是有一段路要繼續前進。

我還清楚地記得自己穿上因爲團購而不太合身的白袍在醫院裡活動時遭遇的第一個衝擊。那是一位因爲腹痛而入院檢查的婦人，我憑藉著醫學生的特權跟婦人的兒子們建立了不錯的關係，而幸好他們也並未因爲我看似莫名又多餘的干擾而厭煩；婦人經內科檢查認爲腹痛可能是膽結石所致之後，建議外科手術治療。開刀當天婦人提早被送進開刀房，當我趕往開刀房試圖表達自己使不上力的關心時，婦人的幾個兒子圍了上來，想要趕快知道開刀的情形，我又憑藉醫學生的特權進入開刀房了解情況。進入開刀房之後，婦人的開刀過程卻已經結束，主刀的主治醫師站在腹部已經被縫合的婦人腳前，面色凝重地告訴我婦人已擴散的腺癌導致腹膜嚴重粘黏，根本無法動刀。我迄今仍無法忘懷眼前一黑之際，那種被老天玩弄的感覺；當然我也記得自己膽怯地跟在主治醫師身旁，向家屬解釋無法開刀的原因時，婦人那個滿口染滿血紅檳榔的壯碩兒子跪倒在我腳前，緊抓著我瘦弱的臂膀，哭著喃喃自語地問著「怎麼會這樣……」時的場景。我雖然不是以立志解決婦人突然面對非預期身體症狀惡化時的震驚、或是解決家屬面對即將臨終家人的衝突而進入精神醫學的，但是這個經驗一直

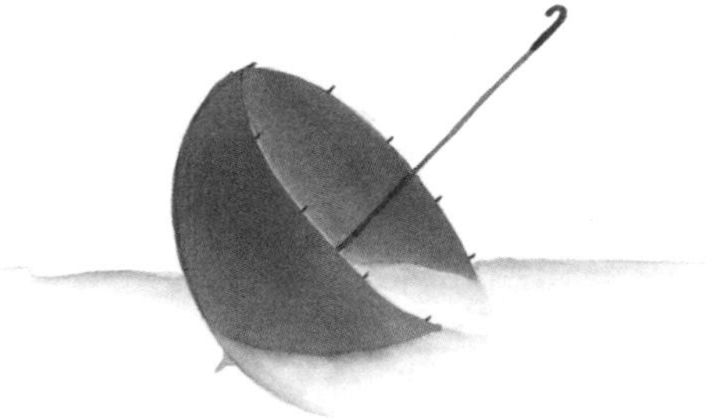

警惕著我要用怎麼樣的態度去走未來的道路。在接下來一年又一年的歲月中，還有許多故事以各種不同的面貌進入我的腦海，這些歷歷在目的經驗除了提醒我自己要以什麼樣的心情面對自己之外，也提醒我要試著幫助別人用什麼樣的心情面對他自己和其他的人。每當遇到志同道合之士，我這些蠢蠢欲動的提醒就會受到鼓勵。

我跟龍君相識不深，但是佩服她銳利的敏感度和掌握文字的能力，當她幾次用電話跟我溝通一些精神醫學的理論或實務時，我原本是以輕鬆的態度來面對的，但是當她邀我作序時，我才發覺她並不是說說而已，原來要寫出這本書的宣言是玩真的。其實術業有專攻，以一個沒有接觸過精神醫學訓練過程背景的人，嘗試用精神科醫師的角度來觀照精神醫學，本身就是一個很大的挑戰，但是龍君勇於面對這樣的挑戰，並且完成她給自己的期許，的確不是容易的事。除了適時在小故事中穿插精神醫學的知識之外，〈快樂面對致命傷〉中給醫師的箴言、〈當當神農氏又何妨〉中傳達的治療藝術、〈深情書〉中百迴不已的綿綿情長、〈諾貝爾獎的迷思〉中聆聽自己內心聲音的自我砥礪、〈一代大師傳記〉中對學術的笑捻蓮花、〈杜鵑窩也要有春天〉中再度強調精神病患者的人權、〈杯底不可飼金魚〉中在醺醺然酒癮下面隱含的關懷、〈是家人還是敵人〉中對殘酷現實的回饋、〈遺傳疾病不是罪過〉中對飛快進展的遺傳學的反省、〈藝術家脾氣〉中簡介了少被提及卻又極其重要的治療、〈男人的魚尾紋〉中不斷往復的感性與理性、〈竹竿的哲學〉中對醫療規劃的黑色幽默、〈誰才是殺手〉中一波又一波對人性的詰問、〈倉頡造字學問大〉中提供的創意與思辨、〈天生我材必有用〉中針對社會給精神病標籤的顛覆，都是值得玩味再三的。

學海無涯，加以才疏學淺，對書中醫學知識的傳遞部分，我並沒有詳加考察，是以

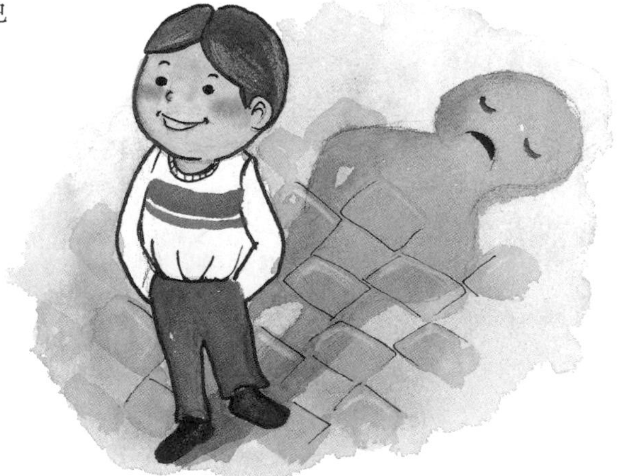

也不能多說什麼；加上坊間還有許多書籍在討論及普及這些知識，所以我也不認爲這是本書的賣點。我覺得看這本書最重要的，是去體會龍君琢磨這些字句時的心情、蒐集資料時的血汗，以及發起這些動作背後那顆熱愛生命的心。

耕耘尚未豐收，仍待共同努力；希望我們可以跟龍君一樣，爲所愛的人和自己的理想奉獻。

林立寧

恩主公醫院精神科主治醫師

張秀換護理師序

我在台大醫院精神科已任職了二十多年，好不容易快要退休了。二十多年來，我每天早上九點前就要到醫院，馬不停蹄地處理行政工作、爲病人打針、傾聽許多病人及家屬甚至醫師吐苦水，還有接不完的電話等等，直到晚上八、九點後才能叫工友來鎖門，最後一個離開精神部；回到家中還要替我那兩個可愛又可惡的兒子做牛做馬。然而，在如此的忙碌中，我深深體會到精神障礙病人其實多半都很單純善良，比起一般人更有愛心且毫無心機，也許這就是支持我二十多年來蠟燭兩頭燒的力量吧！

瑞如是我們醫院出了名的氣質美女，據說曾有一位十五歲的男性精神病患第一次見到瑞如時，便脫下身上的夾克披在她身上，並深情款款地對她說：「妳嫁給我好不好？」

多年來瑞如不斷地替許多病人以及弱勢團體無條件服務，而且她非常用心地勤跑各地的醫學圖書館及中央研究院生醫所，更常向我及專業醫師請教許多正確的方式，以幫助許多我們的病人，成爲許多病人精神上的支柱之一。另外，她在文學藝術上的天份是遠從小學時代開始，一直到現在，瑞如已經發表過無數的散文、新詩、小說、書評、畫評等等，也早已得過一些大大小小的文學獎。她也非常樂意與我分享她心中的種種喜怒哀樂，顯現出她天生敏感的特質。她還曾經告訴我：她生平第一篇不是爲作文課寫下的文章，題目叫做〈生命的意義〉，當時她只有九歲……。

某日瑞如來找我時，很高興地跟我說：她和幾個病人討論

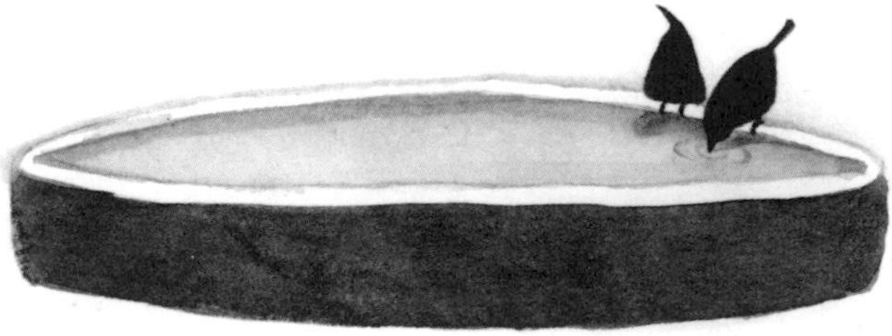

過，如果他們這些精神病患老了以後，家人或社會甚至政府都不會照顧他們時，瑞如就要為他們自組黨派，黨派名稱就叫做「快樂黨」，聘請我當他們的黨主席。詭計多端的她還打算安排宣傳車，讓我在車上掛上紅布條向大眾揮手；並且邀請所有精神科醫師訓練及帶領所有精神病患跳八家將，在宣傳車後面造勢；最後再請職能治療師及社工人員在隊伍後押隊，同聲高呼「修改精神衛生法」、「重視精神病患的權利」等等口號……。

且讓我們祝福瑞如這位心地善良、聰明可愛的女孩，未來有更多的熱忱為社會大眾盡心盡力。同時，也請大家為我們高呼：「『快樂黨』萬歲！萬歲！萬萬歲！」

張秀換
台大醫院精神部門診資深護理師

自序

曾在一群朋友的聚會中，大家談起了關於「偶像」的話題，於是開始吱吱喳喳提起各自崇拜的人物。當朋友問到我的「偶像」是誰，我竟一時啞口無言不知如何回答。直到大夥兒鳥獸散後，我才想到自己最崇拜的人物，應該是印度「垂死之家」的創辦人德蕾莎修女。

雖然我就算終其一生，也不可能像她如此偉大，安於貧困助人無數，但是我的確是受到許多如德蕾莎修女無怨無悔、奉獻所有的人們所感動而執筆的。因此，若我的一本小書能感動哪怕是只有幾個人也好，我想我也會有不虛此生的心情了。

　　我有一票可愛的姊妹淘，我們經常一起吃飯、聊天、唱歌、爬山……，在不知情的外人看來，都是一群「神經病」，因爲我們或多或少都和精神障礙有些關聯；有的是自己，有的是家人，有的是志工。但是在互相提醒定時服藥，以及和醫護人員合作下，有人在國內甚至國外完成高等學歷；有人雖然懷孕不能服藥，但在配合醫師心理調適下，順利生下身心健康、活潑可愛的寶寶；有人是數十年的老病號，同樣在公共場所當清潔人員，將市容整理得乾乾淨淨，廣受好評；有人多年投入投資理財，以致日後可以不用上班、不進號子，就能在家中操盤股市基金，賺進大筆銀子……。我相信類似我們姊妹淘的朋友一定很多。在國外，精神病患如《美麗境界》中在專業上有所成就的人

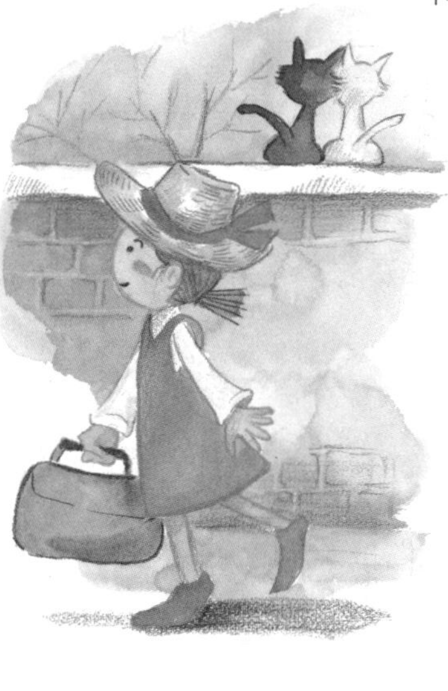

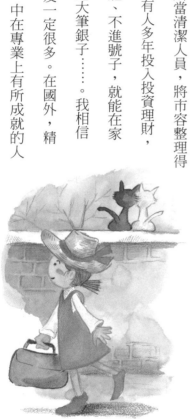

自序

比比皆是；甚至還有很多痊癒的精神病患，後來成爲非常優秀的心理師或精神科醫師，但是爲什麼我們台灣做不到？事實上，精神障礙者只要在藥物、專業人員以及自己的意志力共同努力下，一樣可以如同一般人完成高等學歷；或在專業上成爲叱吒風雲的領導人物；或組織家庭生育子女等，而不是想像中一旦被扣上「精神病」這頂大帽子，就永世不得超生，只能過著寄人籬下、遭人歧視的日子。有時想想，那些總是鄙視傷害精神異常者的「正常人」，相較之下不知道誰才是真正的「神經病」，笑死人了。

如果你身邊的人或本身也有這方面的問題，如果你也願意協助這些不時慘遭污名化的朋友，不妨也像我們姊妹淘一樣，組成一票「難兄難弟淘」、「五湖四海淘」……，喚醒心理生病中潛藏的意志力和自信心，那種力量是很可觀的。

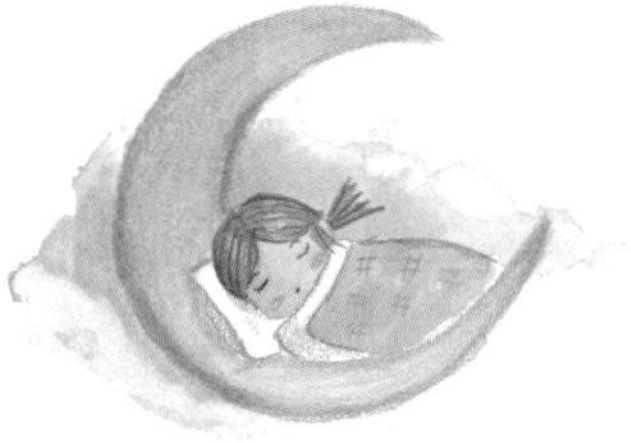

謝謝揚智文化總經理葉忠賢先生，還有孟樊先生、林新倫先生，以及每一位辛苦企劃編輯、印務行銷的工作人員。

特別謝謝替我校閱並賜序的胡海國醫師；而李明濱醫師、林立寧醫師、張秀換護理長的賜序，還有衆多被我叨擾的精神醫療專業人員，更是令我感激不盡。

謝謝我的衆多朋友、同學、同事和老師，讓一個單身在外十幾年的女子，可以健康快樂地生存到現在，並擁有來自各方的鼓勵與關心。

謝謝媽媽和姊姊多年來有形與無形的支持。最後，謹將本書獻給離開人間多年、卻一直活在我心中的父親大人——龍允萃先生。

龍瑞如

目錄

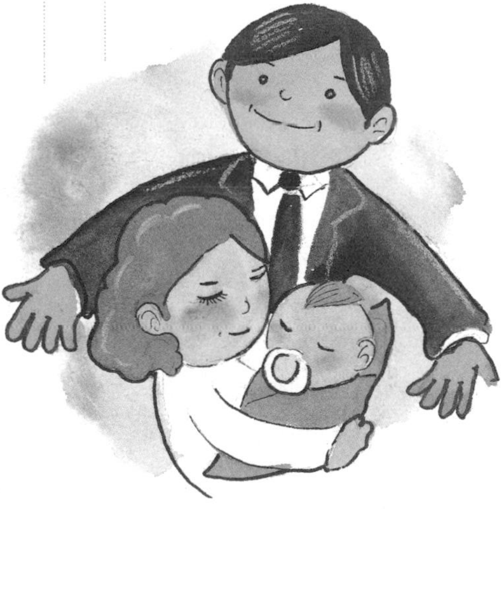

目錄

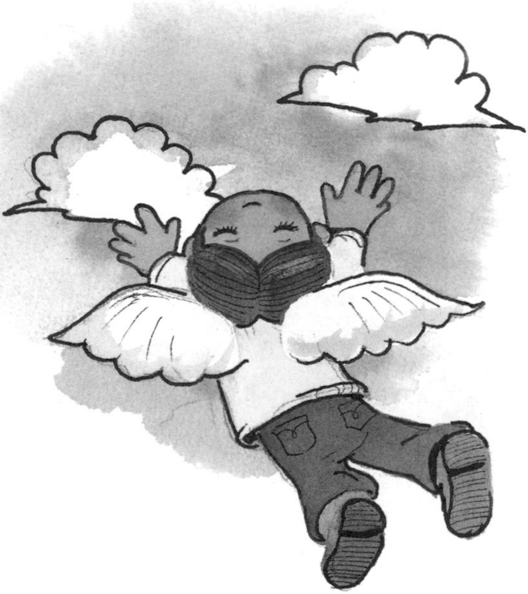

快樂面對致命傷

——精神醫學中的會談技巧

一個人如果控制不了自己的脾氣，脾氣將控制你。

——牛頓

當我剛進精神科接受住院醫師訓練時，我們這群膽顫心驚的新手被分配到的工作相當繁瑣，包括照顧住院病患、看門診、寫報告、開會、與病人家屬會談、和社工人員協調等等，偶爾還要和行為混亂中的病人「互動」一下，或是被主治醫師電一電，是名副其實住在醫院的醫師。因為精神科住院醫師訓練有一個重要的目標，是調整、訓練自己以求得與個案頻率調諧（tune in）。我們必須學習了解自我（self awareness）、同理心、團隊意識、穩定情緒、社交技巧及人際敏感度等等。這些林林總總的訓練不是那麼容易的。還好，這批和我一樣被嚴加管訓的同事共事下來，大家都相處甚歡，辛苦工作之餘仍可享受同道之間的相互關懷打氣，使大家得到過勞死的風險減低很多，朱醫師便是其中一位。

說來也很遺憾，朱醫師性情很好，也很用功，但他的身高與一般嬌小玲瓏型的女性相去不遠，甚至還更矮。多數女性大概都不會欣賞比自己矮瘦的男性，因此朱醫師的身高所帶來的困擾應該不少，我們儘管交情再好，也不敢在朱醫師面前直接提到有關這方面的事情。

在大家忙得跟陀螺一樣時，我的好友朱醫師和我最有挫折感的是與病人的會談（interview），大概是因爲我們兩人實在其貌不揚，外表都長得有點抱歉；加上孤陋寡聞，即使只是和我們瞎掰都是一件很無聊的事。會談是我們住院醫師訓練中很棘手的事，要有多方面的經驗累積與不斷學習。在精神醫學的領域中，會談是指運用醫師與病人談話

愛的箴言

醜小鴨固然不可能變成美麗的天鵝，但卻可以變成比天鵝更加美麗的大鴨鴨。

的過程，了解病人的病情、問題的性質、癥結的所在，以達到診斷的目的，進而採用適當的心理治療，以期病情的改善。由於精神科會談與心理治療會談的性質與目標並不相同，所牽涉到的範圍與層次也有所不同。大致上有三項要點：

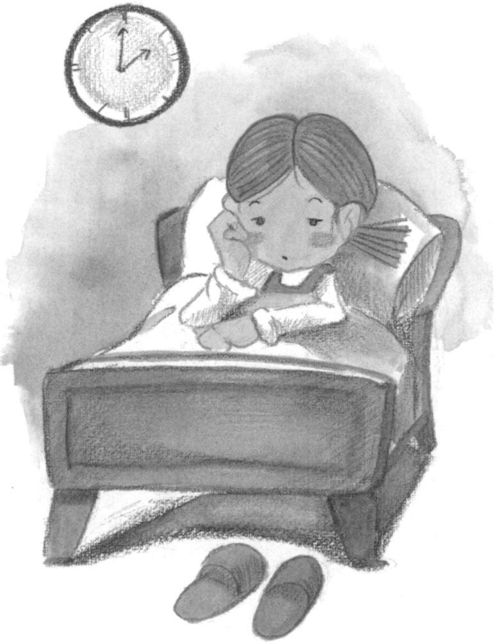

1. 就目的而言，會談可分爲診斷性會談（diagnostic interview）與治療性會談（therapeutic interview）。診斷性會談之目的在於收集完整資料，以作爲正確的精神醫學診斷；治療性會談之目的在於進行心理治療。臨床上往往兩者並進，在收集資料時，治療已經開始。

2. 就性質與層次而言，會談可區分爲描述性的精神科會談（descriptive psychiatric interview）或是動力觀的心理治療會談（dynamic psychotherapeutic interview）。描述性的精神科會談在精神科一般臨床上使用，主要在於聽取臨床上所需資料，如發病情況、精神症狀、家庭及生活背景、治療效果如何等等。此類會談是精神科醫師及醫護人員在平日臨床工作時經常使用的。

3. 與心理治療相關的會談，其主要性質在於幫助病人了解自己的心理問題，並協助心理困擾的改善，因此會談的重心與範圍也就放在病人的心理狀況、生活內容、人際關係、個人性格、行爲方式等等，並探討心理調適的方法，以求心理問題的改善。此種會談多半在正式且特別安排的心理治療會談場合進行，或是在一般門診以及住院醫療的

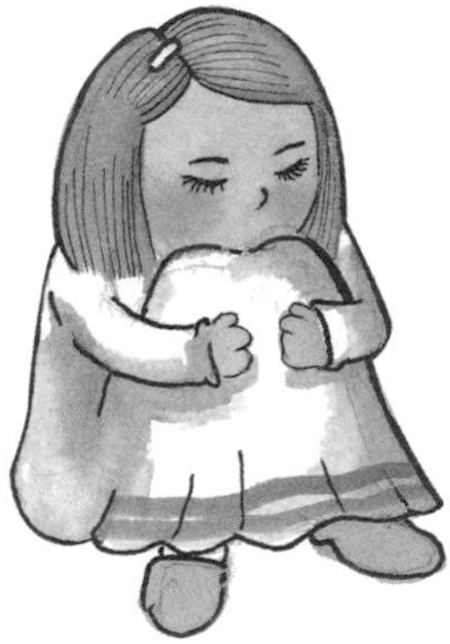

臨床工作，適時穿插進行。

終於有一天，不幸的事情發生了……

當天，我一如平常在護理站死命工作，那時朱醫師正在和他負責照顧的女病人會談。這位女病人是老病號，病歷表大概比枕頭還厚，年紀也不小了，但講起話來還是中氣十足。忽然間我們聽到了這位女病人的高分貝音量：

「你這個醫學院剛畢業的菜鳥，什麼都不會就敢來和我說話！我×你娘××！」

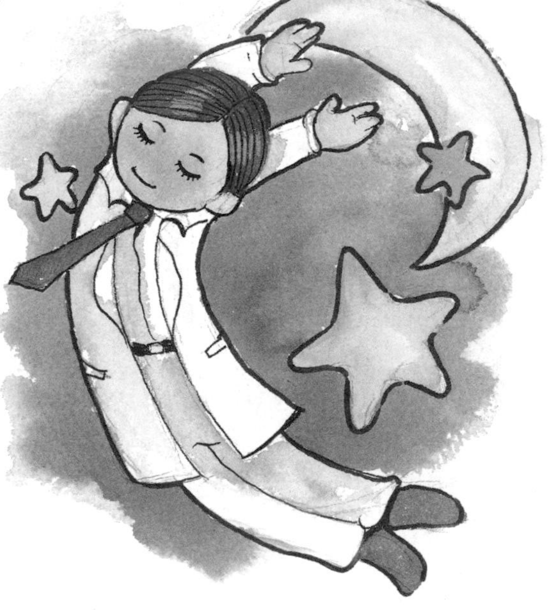

「你們醫院是個大黑店！幾十年來把我當實驗品，開一大堆亂七八糟的藥給我吃，吃得我腦袋發昏，存心要整死我是不是！」

「你根本就在混，人又長得矮不隆咚的，你這麼矮這輩子別想娶到老婆了！」

天啊！我再也聽不下去了！當我正想衝出護理站替朱醫師主持公道時，已經有病人的家屬比我搶先一步：

「妳幹嘛這樣罵醫師？人家朱醫師的年紀都可以當妳兒子了，妳幹嘛這樣罵人家？」

瞬間所有的工作人員及家屬甚至包括病人，沒有人敢講一句話，頓時空氣陷入了一片死寂。只見朱醫師一言不發走出病房。我開始擔心朱醫師被挑動的致命傷，會讓他在這行幹不下去了！

我們常言每個人都有他脆弱的一面，人一生下來就沒有十全十美的。有人天生就是矮冬瓜連搭公車都抓不到吊環；有人年紀一把還是滿臉豆花；有人再怎麼減肥就是連呼吸都會胖……。許多無法改變的事實，並不是每個人都有勇氣去面對，更別談被外在力量狠狠地揭開傷口，這是很殘酷但又很無奈的一件事，就像可憐的朱醫師，成日為病人做牛做馬，還要忍受如此的待遇……

然而，從另一個角度來說，既然人人都有不願為他人侵犯的弱點，那我們是不是可以不斷學習，如何認知、看待自己的致命傷，然後用愉快、幽默的方式，與這些致命傷好好相處？

大約一年後，朱醫師在門診時與另一名病人會談，很輕鬆也很親切地提到那個把他罵慘了的女病人，問她近來好不好？病況是否穩定？還需不需要其他的協助？如果有問題也歡迎她找他幫忙……

我們所有的人都感動了，原來，一個行醫者是可以如此厚道地關懷所有的病人。

至於那位女病人，後來病情也趨於穩定。每當有人玩笑地提到她罵朱醫師的往事時，她都臉泛羞澀之情，不好意思地

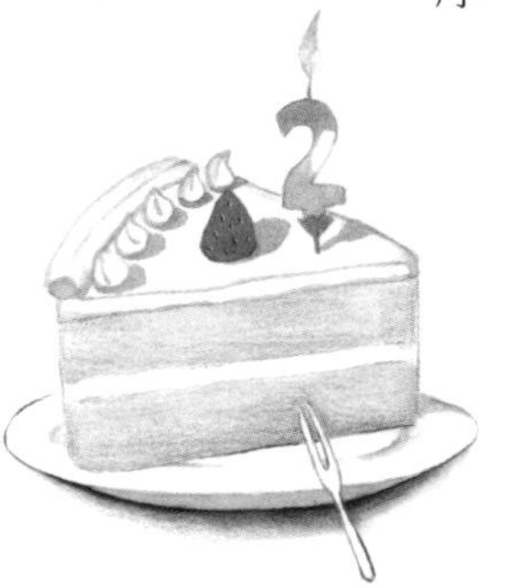

說：

「我忘記了！」

她大概還不知道，自己的「傑出成就」，已經成爲醫院中廣爲流傳、千古不朽的笑柄了！

我們應該給朱醫師一些鼓勵的掌聲與眞切的祝福，他的內心世界與人格修養，已遠遠超過比他身材高大、英俊帥氣的男性，甚至更有魅力了！

當當神農氏又何妨

——服藥眞的很重要

每個嬰兒的出生都帶來了上帝對人類並未失望的消息。

——泰戈爾

那天我在日間留院的門口看到麗麗時，一位年輕的男性職能治療師也正好在她身旁。雖然她已兒女成群，但依稀可以看出些許專屬女性的風采。麗麗看到我時展開了笑容，很有禮貌地向我點頭問好。然而，她遲緩的動作和呆滯的表情，說明了她還是必須繼續接受後續的療程。

基於醫師的立場，我也展開笑容與她及職能治療師問好。我問麗

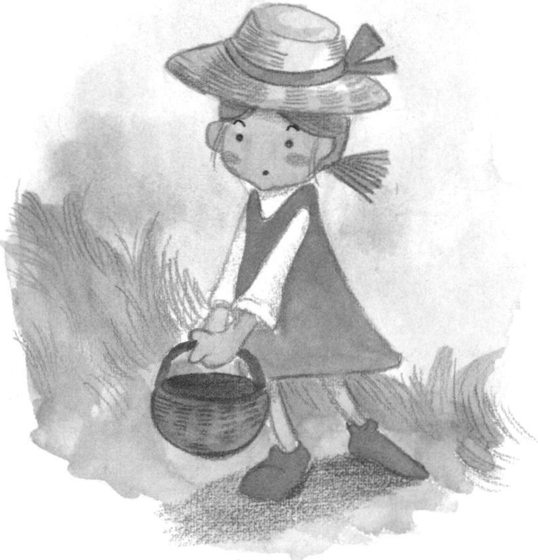

麗：

「妳在這邊日間留院還習慣嗎？」

「還好，只是你們這邊的人都說我講出來的話是假的，是我幻想出來的，事實上都是眞的啦！」

「那妳有和妳的主治醫師講嗎？」

「有啊，他還開藥給我吃，可是我不敢吃，因爲吃了藥會不舒服。」

我和職能治療師交換了一個無奈的表情。

慢性精神病患有50-70%左右生活在社區中，80-90%的出院精神病患皆在使用藥物。

愛的箴言

忍受深夜的淪陷，是爲了從黑暗的彼岸飛到黎明的此岸。

衆多研究顯示：精神分裂症病患未按醫囑用藥者約在二分之一至三分之一之間；雖然醫療專業人員一致認爲藥物可控制其症狀，但是抗拒治療的情形依然存在。藥物治療對精神病患極爲重要，服藥順從性（compliance）佳者其住院機率即會降低；了解精神分裂症病患使用藥物的預測因素，可預防不按醫囑服藥行爲的發生，在精神醫學上有其重要意義。在促進精神分裂症病患的服藥行爲方面，應提供時間給病患，分享藥物治療過程中的感受及困擾，鼓勵病人與醫護人員結盟，站在同一陣線來面對，共同爲達到最佳治療效果而努力。此外，生活在

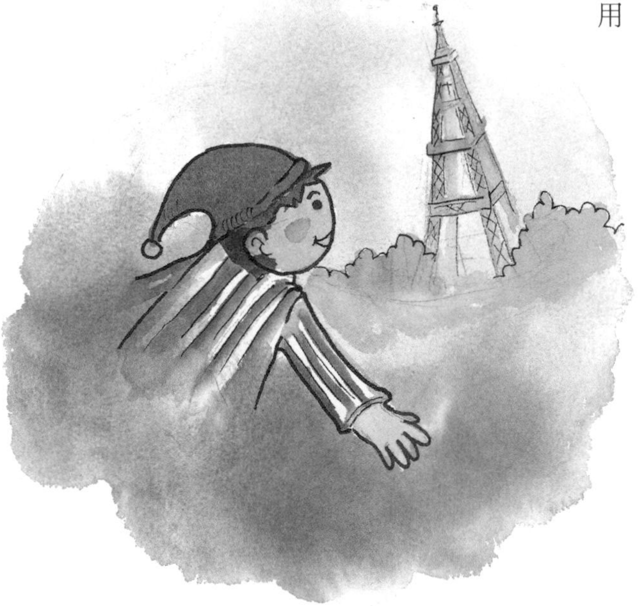

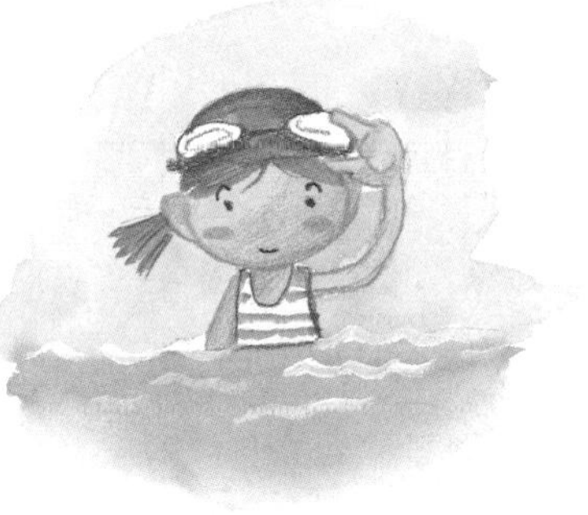

社區裡面的精神分裂症病患的活性（positive）及其他症狀越趨嚴重時，越有可能不規則服藥，此時更應加強密切觀察其服藥行爲。

當然，精神科醫師對於其所處方的藥物之作用必須隨時保持警覺，每次門診時要詢問病人，有沒有任何身體不舒服情形，並隨時準備好當病患發生身體併發症時介入處理。在許多精神病患身上發生的身體問題，通常是精神治療藥物的副作用所引起的。最常見的藥物副作用大致如下：

1. 神經學方面的副作用：

(1)錐體外徑副作用（extrapyramidal side effect），包括急性不自主運動（acute dystonia and dyskinesia）、巴金森症候群（Parkinson's syndrome）、靜坐困難

（akathisia）、遲發性不自主運動（persistent or irreversible tardive dyskinesia）等。

(2)抗精神病藥惡性症候群（neuroleptic malignant syndrome）。

(3)痙攣（convulsion）副作用。

(4)過度鎮靜（sedation）副作用。

2.心臟血管系統副作用：

(1)低血壓。

(2)心臟副作用。

3.眼科副作用。

4.泌尿系統副作用。

5.消化系統副作用。

6.皮膚副作用。

7.荷爾蒙、性功能、下視丘（hypothalamus）副作用。

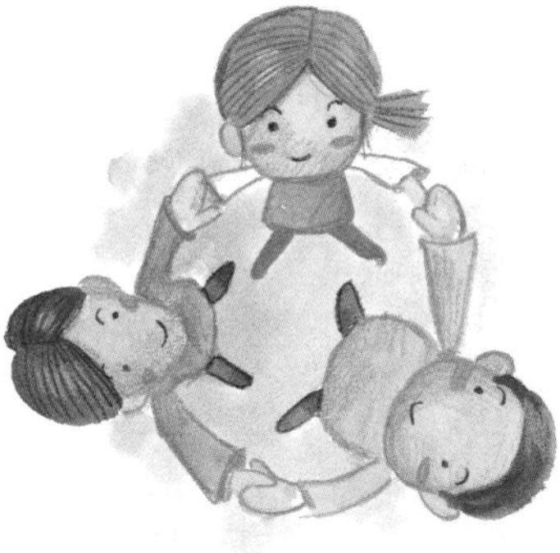

8. 耳鼻喉副作用。

9. 精神方面副作用。

10. 抗膽鹼（anticholinergic intoxication）中樞神經中毒。

我想起了自己在南部年邁的雙親，每次和年齡相仿的朋友打麻將或聚會吃飯時，到了一定的時間，這些老人家就會打開包包，獻寶似地拿出各自的家當：

「這個是鈣片，用來防止骨骼疏鬆，免得以後彎腰駝背變老烏龜啦！」

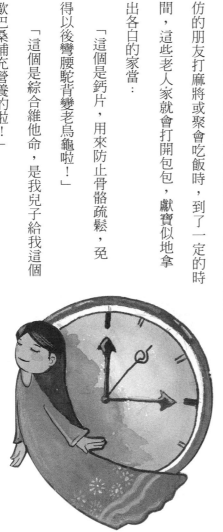

「這個是綜合維他命，是我兒子給我這個歐巴桑補充營養的啦！」

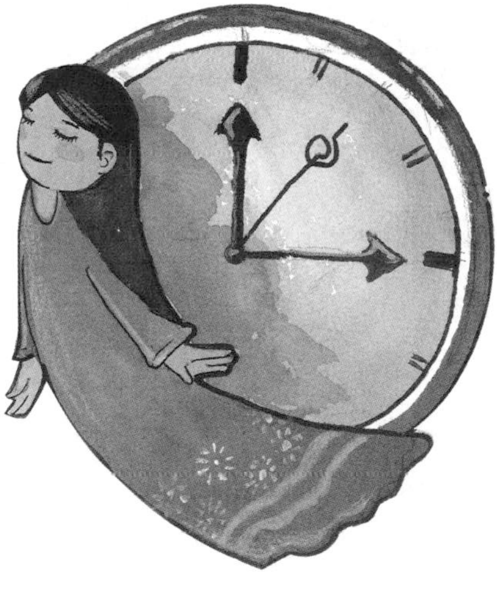

「這個是吃高血壓的，免得我的血壓繼續往上飆啦！」

「這個是吃糖尿病的，我有糖尿病啦！」……。

事實上，許多精神疾病都是可以靠藥物控制的，只要血液中藥量的濃度維持穩定的狀況，與高血壓、糖尿病等必須服藥是相同的情形。精神藥物興起正好與所謂的神經傳遞物質革命同時發生，人們對大腦的生化作用及精神狀態的腦科學知識因而大幅提升。有些精神藥劑能強化抑制性神經介質（inhibitory neurotransmitter）的分泌，使過度活化的腦平靜下來；有些能阻斷

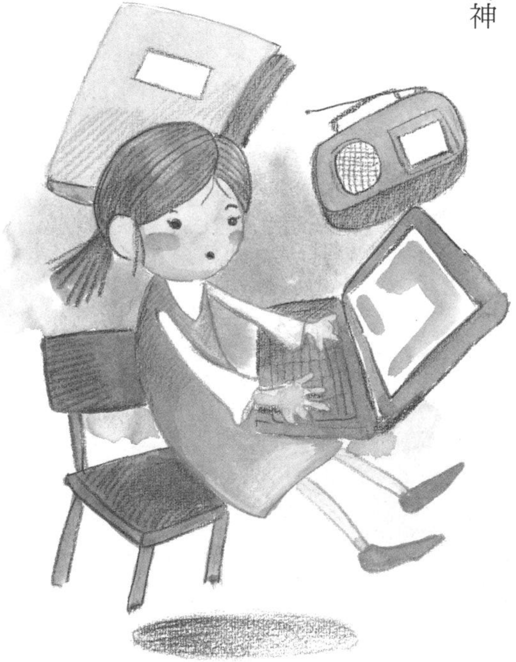

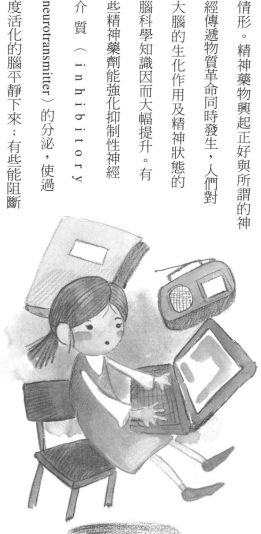

興奮性神經介質（excitatory neurotransmitter）的再吸收，或刺激其分泌，使活力低下的區域再度活躍。

不論是合法或違法的精神作用物質，都免不了有副作用的存在。由於精神藥劑具活化多種受體的傾向，目標區（targeted area）以外的腦，常被連帶刺激或抑制，因此改良精神藥劑的關鍵，在於精確掌握大腦各項功能的專司區域，以期研發出目標受體、作用部位均具專一性的精神藥劑。

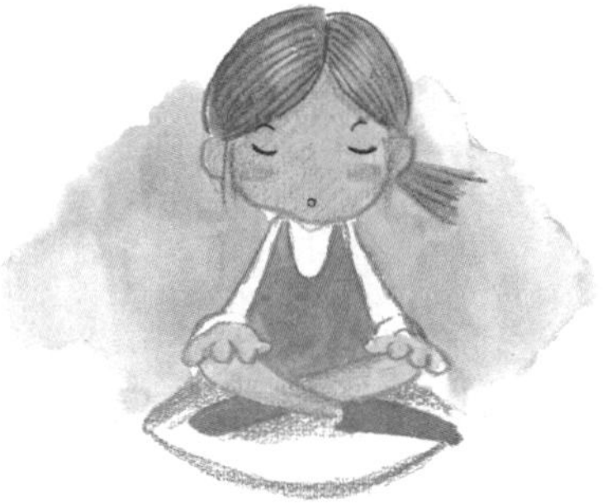

精神病患開始服用抗精神病藥物之初，常見的副作用大致上有口乾、便秘、視力模糊、嗜睡、頭暈、震顫等等。但經過數週後，患者通常可以漸漸適應，這些副作用也會慢慢消失。所以，只要和醫師溝通清楚，了解服用藥物可能發生之實際狀況，視情形而採用其他解副作用的解藥一起服用，這些都不是問題。

此外，近年來有不少精神醫學家指出，未來精神藥劑最有趣的運用，在於改造個性與人格，以提高對自我的認同，並改善其生活品質。因此，如果不斷新開發的精神藥劑被使用得當，可預期幫助人類的心性達到哲學家、心理學家高度肯定的「美麗境界」，或許這也是當前置身混亂不安時代下，另一種可行的生存之道吧！

於是，我和職能治療師苦口婆心地對麗麗解釋服藥的重要性，最後我說：

「我們台灣人出國時，一向最喜歡血拚一大票維他命ＡＢＣＤ等營養片回來，妳就把吃藥當作是在吃維他命不就好了嗎？」

麗麗點點頭，但似乎又不太放心地問道：

「那我吃藥的時候，萬一別人問我吃的是什麼藥，我不敢和別人說這是什麼藥，到時候該怎麼辦？」

此時那位年輕的職能治療師很酷地對麗麗說：

「那妳就大聲回答：老娘我吃的是避孕藥！」

我們三個人當場笑成一團，可愛的麗麗終於下定決心答應了：

「好，以後我一定要按時服用我的『避孕藥』了！」

深情書

——從精神創傷後壓力站起來

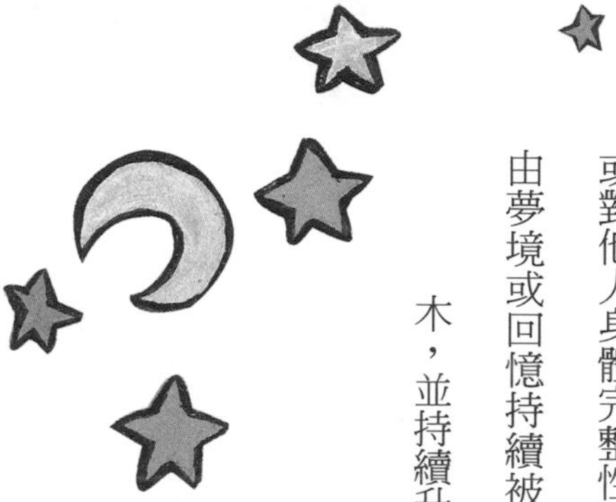

我將在茫茫人海中尋訪我唯一之靈魂伴侶。得之，我幸；不得，我命。

——徐志摩

在接受精神醫學訓練時，我最害怕的就是面對PTSD的問題。

PTSD是post traumatic stress disorders的簡稱，中文譯名爲精神創傷後壓力疾患，表現出鉅大創傷之後遺症。臨床表現在於經歷極度創傷壓力事件，如目睹關於死亡、受傷、或對他人身體完整性產生威脅等，而出現害怕、無助、恐怖等反應；此創傷壓力事件經由夢境或回憶持續被再度體驗，對此創傷相關的刺激產生逃避反應及對一般的反應麻木，並持續升高警覺性。以上症狀若造成人際關係與社會功能受損，且持續一個月以上，則稱爲PTSD。一般PTSD的病程分期，大致上可分爲哭喊期（outcry phase）、否認期（denial phase）、侵擾期（intrusive phase）、接納期（acceptable phase）、完成期

（completing phase）。

當一代生死學大師傅偉勳教授辭世後，他的第一任妻子，曾經在一篇追悼文章中寫下一句：

「今後，我將比寡婦，還寡婦。」

而我呢？

我緊捧著妳的骨灰罈，靠近胸口，隨著廟公的引導步入寺院，而妳那白髮人送黑髮人的父母，在痛不欲生之際，哽咽地對我說：

「這輩子你已經沒有辦法成爲我們家的女婿，但是我們會永遠把你當成親生的兒子一

愛的箴言

面向陽光，陰影就在背後；因此在日出之前，記得將所有悲傷終結。

樣對待……」

我是妳軀體的未亡人，我的人早已在妳離世之前更早陷入DOA死亡狀態（death on arrival）。

當台灣最初開始有中共即將武力犯台的傳聞時，有一天我的研究室數位學長們翹著二郎腿，很瀟灑地說：

「武力犯台怕什麼？我們連旗子都準備好了！到時候抬出去就行了！」

旗子？中共的五星旗嗎？還是其他？

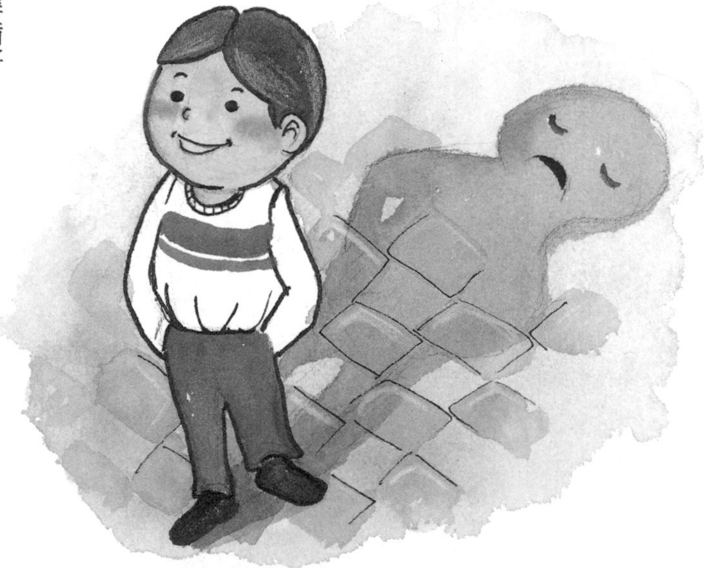

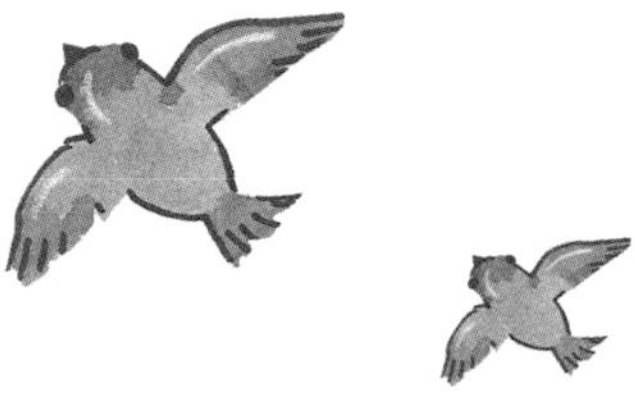

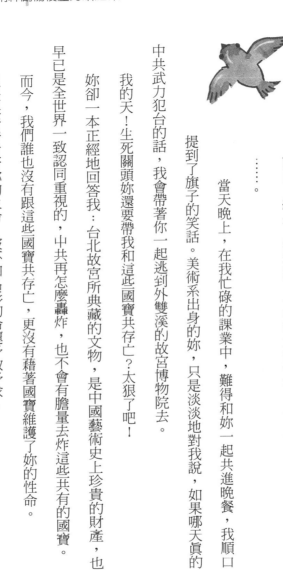

我忍不住好奇心，到研究室四處東張西望，想一探旗子的廬山眞面目。結果，我看到了一根粗大的竹竿，其中一端掛了一件白色內褲……。

當天晚上，在我忙碌的課業中，難得和妳一起共進晚餐，我順口提到了旗子的笑話。美術系出身的妳，只是淡淡地對我說，如果哪天眞的中共武力犯台的話，我會帶著你一起逃到外雙溪的故宮博物院去。

我的天！生死關頭妳還要帶我和這些國寶共存亡？太狠了吧！

妳卻一本正經地回答我：台北故宮所典藏的文物，是中國藝術史上珍貴的財產，也早已是全世界一致認同重視的，中共再怎麼轟炸，也不會有膽量去炸這些共有的國寶。

而今，我們誰也沒有跟這些國寶共存亡，更沒有藉著國寶維護了妳的性命。

只是眼睜睜看著妳的生命，被不知名形的命運予取予求。

莊子逝妻後箕踞鼓盆而歌，只不過是要掩飾心中的悲切罷了。愚蠢的世人卻寧願相信那是一種置身事外的逍遙遊，還代代相傳了下去……。

莊子是如何欺騙了世人啊！

我走出寺院，步入了黃昏的街道。風掃過來，如冰的雨粒排排吹分了開來，多像我對妳視而不見的憂傷。

只是街燈都亮了，將我的悲傷映得無所遁形。

生命眞像水，似水流年。

多年後，我平靜地將妳的一幅書法作品裱掛於牆上，那是我去當兵前一天，妳特地送給我的；妳以端莊秀麗的章草，寫下中國漢代時期、托名蘇武的一首古詩：

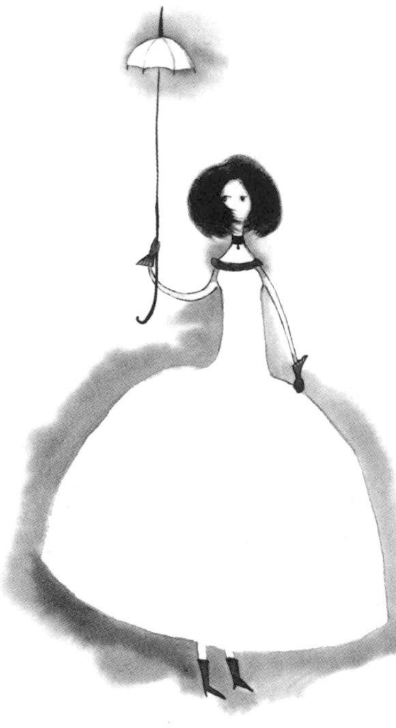

結髮為夫妻，恩愛兩不疑
歡娛在今夕，燕婉及良時
征夫懷遠路，起視夜何期
參辰皆已沒，去去從此辭
行役在戰場，相見未有期
握手一長歎，淚為生別滋
努力愛春華，莫忘歡樂時
生當復來歸，死當長相思

無論後來的我是否也經歷了PTSD，也無論我是否已結束這五個病程分期，每當我望著妳的字跡時，就彷彿看到妳動人的容顏，甜甜地對著我微笑。

正因爲我們將生命擬爲流水，無法停止，不斷向前，所以無時無刻都要好好品味，

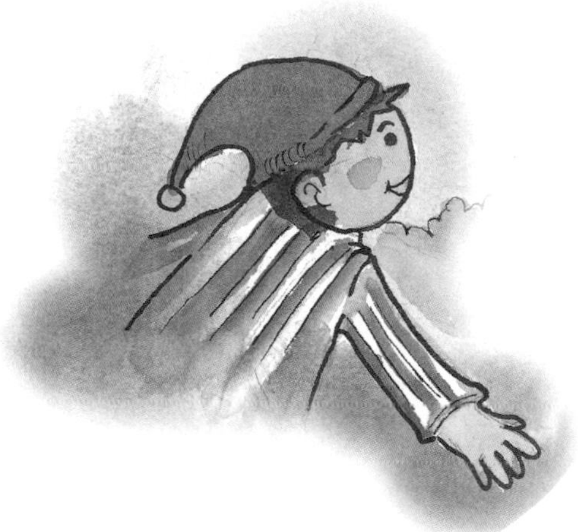

任何經驗只要是未曾經歷過的，都是美好的。

生離死別所帶來的悲傷情緒對任何人而言，影響都是相當深遠的。接納死亡是生命的一環，勇於超越對死亡的悲傷與恐懼，才可努力經營屬於自己的人生。

所以，與其讓生離死別的悲傷來占領自己的心靈，倒不如將重點放到自己的生命，化悲傷爲力量，充實自己美好的生活，爲人類社會貢獻一己之力。

如此自然不會沉浸在對永別的親朋摯友的悲痛，影響自己身心健康，也可順利走出悲傷的陰影。

多麼無常又多麼殘忍的人生，卻又總有些希望在等待著我們。

謝謝蒼天，謝謝妳，曾經以生死摯愛，陪伴我走過前半生的青春年少。

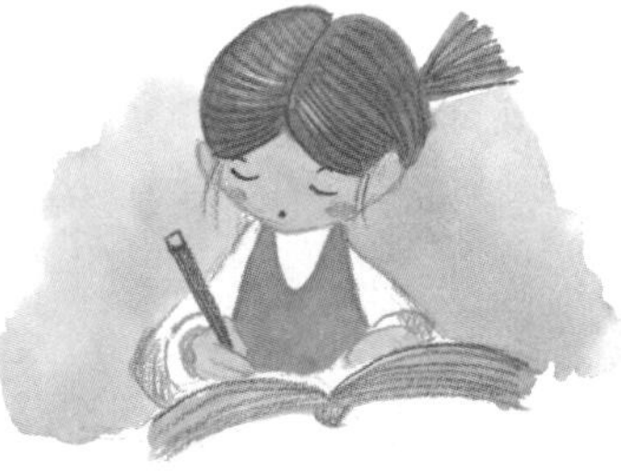

＊愛的叮嚀＊

根據診斷手冊，若出現下述情況，則有可能是創傷後壓力疾患：

1.曾親自經歷可怕的事件，感到極端害怕、絕望、巨大驚嚇。

2.不斷以不同方式一再體驗此事件，例如不安的回憶或惡夢；常幻想事件又要發生；每當看到足以想起這事件的任何事情時，都會引起嚴重反應。

3.逃避與創傷事件相關的任何事物；想不起創傷事件的細節；與一般日常生活脫軌；覺得自己再也不能過著正常生活。

4.容易受到驚嚇；不時維持高度警覺；睡眠狀況不佳；經常發脾氣；精神無法集中。

5.以上的症狀持續至少一個月，並引起了嚴重的憂鬱症，造成無法正常工作、就學、與人相處。

6.若是在創傷事件至少六個月後，症狀才開始產生，則稱爲延遲發病（delayed onset）之類型。

若你有以上的任何症狀，千萬別逞強，快快尋找你最信任的精神專業人員，請教於專家，否則你未來的人生甚至包括你身旁所有的人，都必須付出不可預期的慘痛代價。

諾貝爾獎的迷思

——腦功能之簡介

你的人生是靠你自己打造的，你不需要膜拜誰。

——尼采

人類的大腦是一種很奧妙的結構。

目前已知，人類的腦部有一千億個神經元（neurons），神經元是由胞體（cell body, soma）、樹狀突（dendrites）、軸突（axons）和軸突終端（axon terminals）所構成。神經元之間的連接，通常是採樹狀突—軸突的連接方式。此種連接的單位稱爲突觸（synapse）。實際上，兩突之間仍有細微裂隙，稱爲突觸間隙（synaptic cleft）。同一個神經元的一端到另一端靠快速的電流傳導，兩個神經元之間信息的交流則靠化學物質，即化學傳導。在兩個神經元之間負責其信

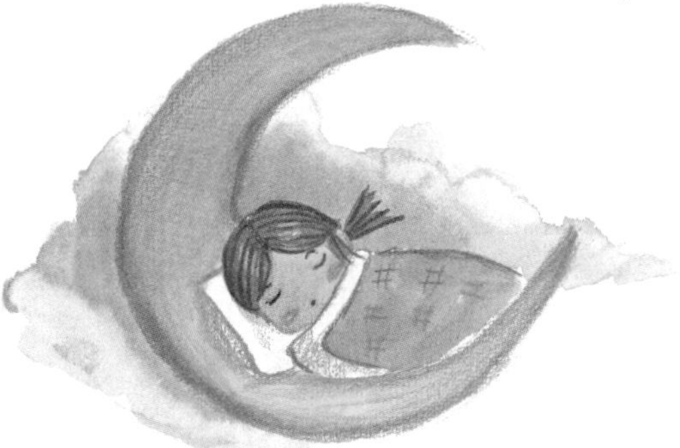

息傳送之化學物質，稱為神經介質（neurotransmitter）。然而至今神經科學家對神經元內外之生物學現象欠缺理解之處還是很多。血清素（serotonin, 5—HT）、多巴胺（dopamine, DA）和正腎上腺素（norepinephrine, NE）等十餘種神經傳遞物質，是目前所知負責大腦神經元之間的神經聯絡訊息傳遞之神經介質。神經介質的含量和互動方式，會直接影響我們的幸福感、自尊、恐懼、好奇、社交習性等主觀感受。

精神是腦之生理—心理功能表現，在精神醫學中，最被關心到的相關問題是腦功能障礙。所謂腦功能障礙，是泛指因腦部機制病變所引起的精神功能障礙，包括中風、腦部外傷、老年失智症、阿茲海默症、精神分裂症、雙相情感疾病（躁鬱症）、焦慮症、強

愛的箴言

人生豈能盡得人意，但求無愧我心。

迫症、憂鬱症、腦性痲痺等等。而在頭部外傷後症候群（syndromes following head injury）中，依嚴重程度可大致分爲：

1. **輕度**：無意識喪失或僅喪失一小時以內，記憶喪失僅止於發生意外事件而已，精神混亂數小時或數天，然後恢復正常。

2. **中度**：意識喪失數小時後醒來，有意識朦朧現象。拖延數天後，恢復正常，記憶喪失包括意外發生一星期前後的事情，之後智能有些降低，即使能恢復，仍留下記憶障礙情況，至少要經過幾個月才有能力恢復日常工作。

3. **重度**：意識喪失數小時或數天甚至數星期，喪失越久恢復機會越小，即使清醒過來，記憶喪失會拖延很久，智能明顯下降，甚至變成外傷後精神病（post-traumatic psychosis）。

腦功能障礙會引起特定精神症狀，而精神症狀有對應之腦功能障礙，兩者爲一體兩面。腦主司整體運作，是一個具有開放性、自動性之器官，無論是外來資訊之收集或是整體資訊之整合，均以腦爲主導。精神是腦功能的表現，腦之生物學障礙爲精神疾病之病理學基礎，這是精神醫學邁向智性（intellectual）生物精神醫學之理論，爲發展精神醫學之基礎，可以清楚界定精神醫學之科學領域，以及清楚界定基於醫學範疇之特性，也不至於與其他心理學、社會學、文化人類學等學域發生不必要的爭議。不過，腦精神功能是處置外在物理世界－心理－社會－文化之器官，因此不可否認的是，精神醫學除

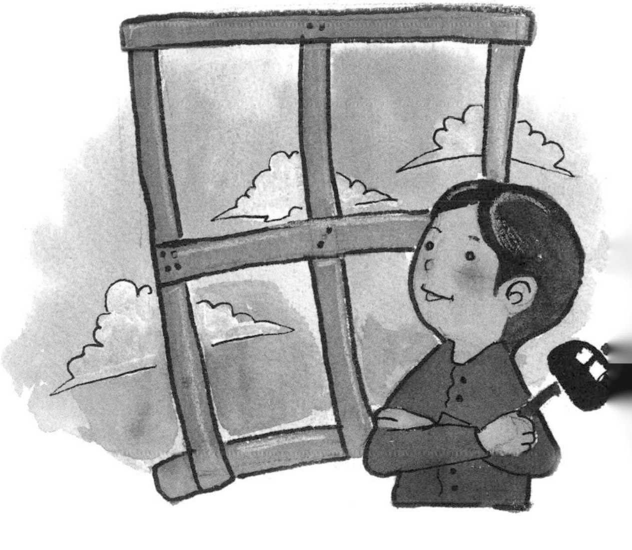

了要以尖端生物科技探討病理精神現象外，亦得與歷史地理環境中的心理學、社會學、民族學、文化人類學等配合，才可以眞正掌握精神病理現象，與精神疾病的本質。

整體而言，許多學者均對大腦不同的部位缺損所可能產生的症狀粗淺歸納如下：

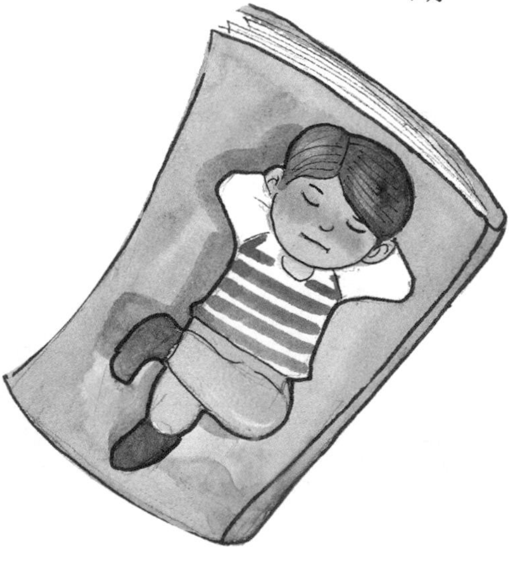

1. **額葉**（frontal lobe）**損傷**：包括性格改變、情緒失禁與固執行爲之出現，所謂固執行爲是行爲不當的持續（perseveration），會讓患者在開始一套動作模式後便顯得欲罷不能；以及計畫順序產生障礙，無法針對所將進行的活動先行安排先後步驟；次記憶力（secondary memory）衰退，患者會無法記得事件發生的先後順序；空間定向障礙（spatial disorientation），對於身外方向感

混淆。

2. **顳葉**（temporal lobe）**損傷**：包括記憶衰退；聽覺辨認障礙；選擇性注意力障礙；語言障礙；性格與情緒障礙。

3. **頂葉**（parietal lobe）**損傷**：包括會出現觸覺失認症（tactile agnosia），患者無法透過觸覺來辨認形狀和物體；體覺失認症（somatognosia），患者無法說出身體各部位的名字；失用症（apraxia），雖無癱瘓、無力、痲木，但肢體卻無法做出目的性動作；空間定向障礙，病患很難確定刺激在空間中的位置，而有方向辨識困難、認路困難的症狀。

4. **枕葉**（occipital lobe）**損傷**：包括視野缺失（visual field defects）；視覺失認症（visual agnosia）。

不過另一方面，我們在歷代天才型的人物中，也許可以探討有關腦部的問題。

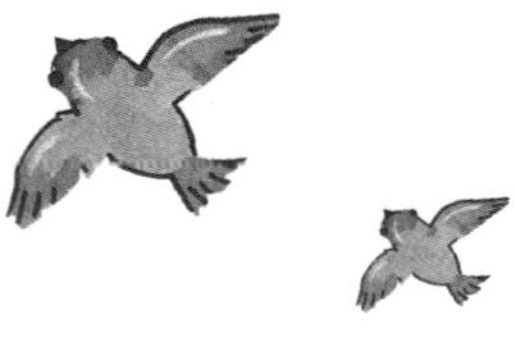

最廣爲人知的例子是愛因斯坦。愛因斯坦過世後，屍體在火化之前，負責驗屍工作的病理學家Thomas Harvey摘下了他的大腦，如今大部分的腦部均保存在他家中的一個玻璃罐內；後來有位研究人員Marian Diamond研究結果顯示，愛因斯坦的大腦確實與一般人不同，他的大腦左半球的腦神經膠質細胞（glial cell）數量高於常人，因此神經元獲得的養分較多。不過，這是否代表他的智能較高，仍有待進一步研究。此外，比較特殊的是，愛因斯坦死後的大腦並未像一般老人一樣出現退化情形，特別是老人的神經元內常可見到大量耗損與脫落的色素，亦即我們所稱的脂褐質（lipofuscin）。愛因斯坦的大腦相當乾淨完整，看起來就像是年輕人的大腦，一般老人大腦內常見的變化，在愛因斯坦的腦部卻找不到。

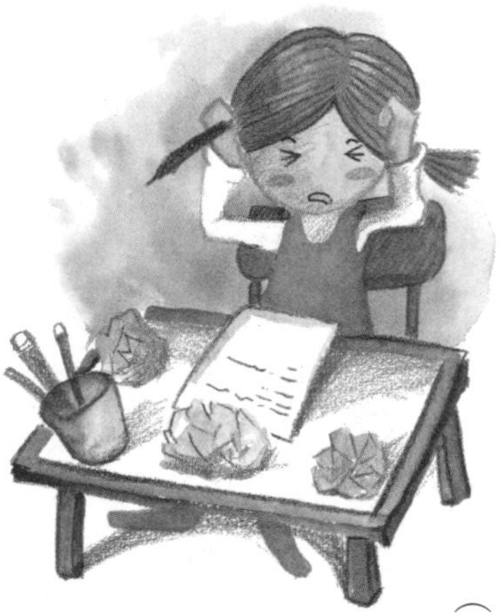

我想到了自己最崇拜的一位偶像，那就是有「原子彈之父」稱號的諾貝爾物理獎得主歐本海默

（Robert Oppenheimer）。

根據記載，歐本海默自幼聰明過人，在當時物理學蓬勃發展的年代，無可諱言是代表性的傳奇人物。在他大學時代，他經常在教授口沫橫飛講課之際，忽然走上講台，順手「搶」過教授手中的粉筆，一邊寫一邊說：

「其實這個問題可以用這一種更簡單的方式來解答……」

在正常的情況下，一般研究生在博士論文口試時，往往是所有的口試委員都非把博士候選人嚴刑逼供到不行，還不見得會善罷甘休；然而歐本海默的博士論文口試，卻以神奇的速度飛快結束了，其中一位口試委員還灰頭土臉地奪門而出：

「幸好我跑得快，那個歐本海默在裡面居然反過來考問起我們這些教授了……。」

後來，歐本海默主持了二次大戰時的曼哈頓計畫。在原子彈發展接近試爆階段時，他非常非常憂慮，害怕會在空氣中引發出預料不到的大爆炸，或是產生一些意想不到的產物。因此，歐本海默等科學家曾主張只要在無人的島嶼上，做一次威力展示即可。但是，在國際政治的現實利害下，還是選擇了在長崎和廣島的無情轟炸。

事後歐本海默曾對當時美國總統杜魯門表達了許多失望與不滿，甚至脫口說出一句話：

「總統先生，我的手上沾了鮮血。」

這句話當然冒犯了杜魯門，從此歐本海默也就理所當然成爲美國白宮的拒絕往來戶。

歷史的腳步漸行漸遠，歐本海默也早已長眠於青塚。這些天賦異稟的佼佼者，終究也會成爲過去。儘管遠在希臘時代，已經存在天才與瘋子隔如一紙的見解，被視爲神聖的天才與極受輕視的瘋子之間有所關聯的說法，然而，其異於常人的腦功能，對他們的人生來說，究竟是幸？還是不幸？

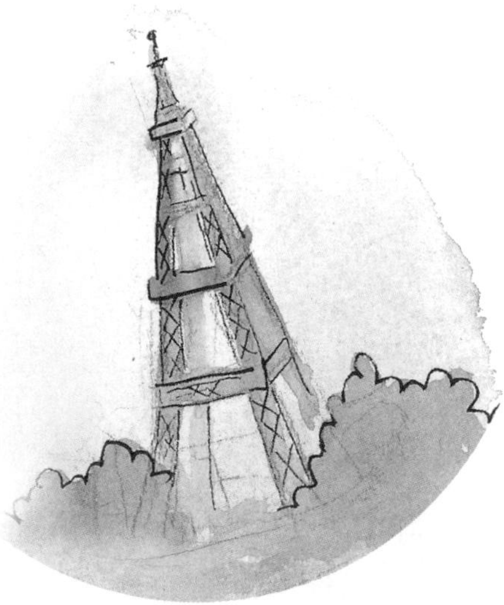

曾經有位好友，得知我正在研究腦神經等種種「頭痛」的問題時，很夠義氣地鼓勵我：

「當你疲倦的時候，你只要想到諾貝爾醫學獎已經在你面前向你招手，你就要再接再厲，不可輕言放棄！」

我無奈地對我的好友說：

「諾貝爾醫學獎很久以前就在我面前招手了，只不過它一面招手一面對我說：『拿不到咧！你就是拿不到咧！你要怎樣咧！』」

其實，對任何學域而言，是否能拿到諾貝爾獎並不是最重要的，重要的是找到自己心愛的研究領域，與它無怨無悔長相廝守，終其一生永不分離，這才是對人類最大的福祉吧！

一代大師傳記

——精神醫學史的來龍去脈

學習事實並不是最重要的事，訓練心靈去思考教科書中得不到的東西，才是最重要的。

——愛因斯坦

在我初入醫學院，還什麼狀況都搞不清楚時，我的教授不知在講課時遇到了什麼問題，忽然有感而發地說：

「其實人生在很多時候，你會越活越不知道生命的意義是什麼，更不知道為什麼而活，與其一直想下去，不如什麼都不要去想，這才是善待自己與旁人的方式吧！」

這位教授向來很鼓勵同學發表自己的意見，此時一位和我一樣理著平頭、傻乎乎的大一新鮮人便發言了：

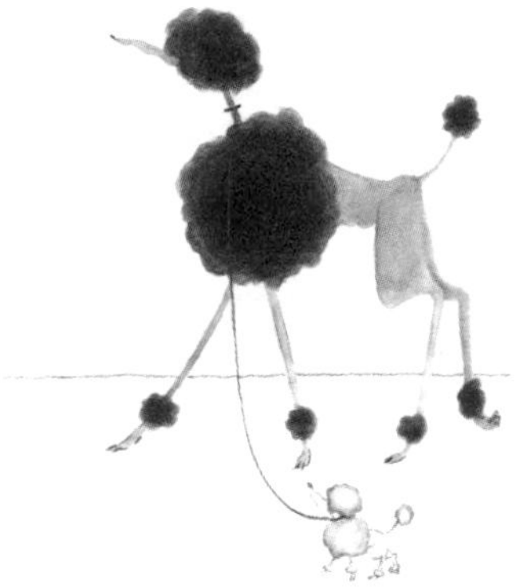

「我覺得人活著最大的意義，就是要死後留名，能夠讓後人記載於青史，追悼懷念……」

我望著這位還不知道貴姓大名的同學，心中暗想這傢伙不是太愛表現，就是腦袋有問題吧！

回顧近代西方精神醫學之發展，可說是十九世紀末以來不到一百年多年來的歷史。在這僅僅一世紀多的時間裡，現代精神醫學在理論與取向方面也經歷不少演變，而且是以擺動的方式隔時變化。

在精神醫學史的發展過程中，一共有二種分期方式，目前多數學者較贊同第二種分

愛的箴言

歷史的感傷蘊藏著生活環境的亂後始定，和內心心境創傷初癒後的複雜內容。

期說法。試分別介紹如下：

第一種分期方式認爲精神醫學的發展過程中，有三種治療方式及其理論的導入，後來被稱爲是精神醫學史的三次革命：

1. 以佛洛伊德爲鼻祖，提倡用精神分析術來治療精神疾病的心理學理論。
2. 使用抗精神病藥物所衍生的生物學理論。
3. 「去機構化」讓病患回歸社區所引發的社會學理論。

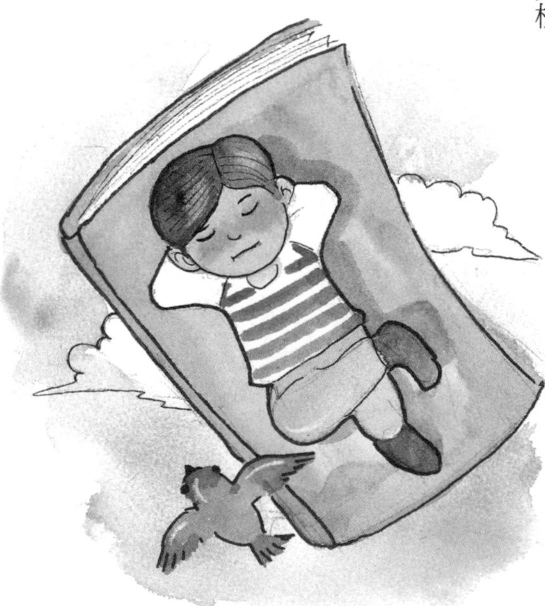

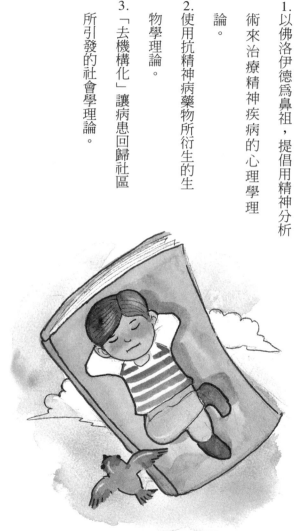

第二種分期方式認爲精神醫學有四次革新運動：

十八世紀末葉的人道治療

對精神病人的不人道處理，早引起有識者的批評，皆認爲應以仁慈、同情、友善、了解的心態，才是治療之道。法國大革命後，民主自由思潮興起，人權觀念漸被接受，精神病人也是人，應以理性、人性相待，於是多國展開一連串的革新運動。其中法國醫師Phillipe Pinel在一七九三年當了巴黎Bicetre男性精神病院院長後，即排除衆議，解放病人的枷鎖：病人不但未見躁亂暴動，反而易於照顧。後來又解放巴黎另一所女性精神病院Salpetreiere，成爲此次革新運動的英雄人物。他還著書描述了四種精神病症：鬱病、躁病、癡呆症、智能不足。

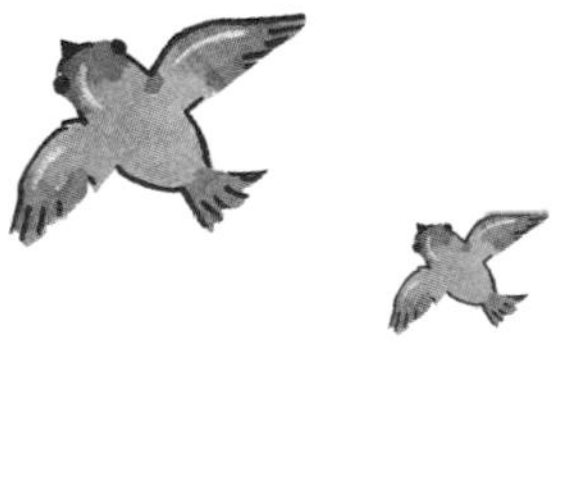

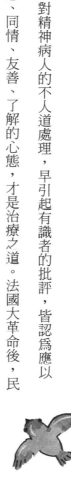

二十世紀初葉的心理分析學運動

由佛洛伊德創始的精神分析學（psychoanalysis），改變了精神醫學對精神疾患的看法。精神分析在五〇與六〇年代在美國到達其高峰，而甚至偏執地認爲精神分析對精神疾病是最好的治療方法，其他各種心理治療和精神藥物治療均不需要。當佛洛伊德在世時，他主導了整個精神分析界，那些不同意他的人例如Carl Jung、Ferenczi、Rank、Reich、Adler等，最後被迫成立獨立的機構和訓練中心。精神分析界的分裂一直持續到今天，例如Jung學派、Adler學派、Reich學派。一九三九年佛洛伊德過世後，整個討論更加開放，並且重新整合過去被視爲「異端」的思想，形成所謂的心理分析取向（psychoanalytic orientation）。心理分析學派運動，最主要的是講求對變態心理的深入了解，對人類行爲動機的分析，有五個基本概念：(1)心因論：認爲所有

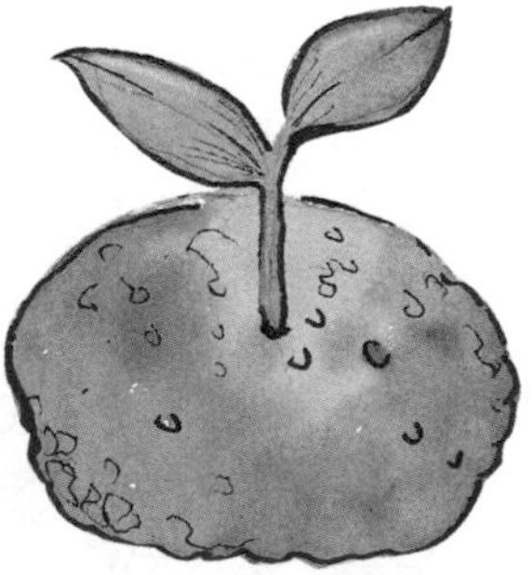

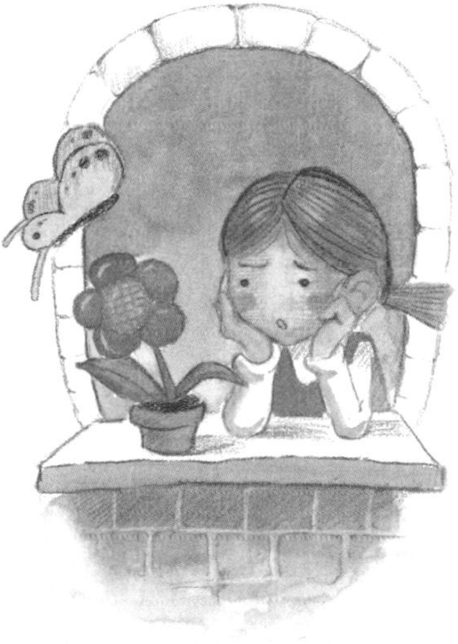

行爲都是心理引起的，都有其動機和內心潛在力量在左右推動，應加以分析探討；(2)意識層次論：認爲人的意識有三個層次，即潛意識、前意識、意識。我們所意識到的思想、感覺、行爲都很淺，大部分在支配我們行爲的並不是我們當事人所知的，而是潛意識，也就是我們舊經驗和記憶被潛抑下去的東西，要藉自由聯想與夢的分析，才有辦法探測；(3)人格的結構論：即本我、自我、超我三部分構成整個人格；(4)雙重本能論：我們有生的本能，也有死的本能，有愛的本能，也有攻擊的本能；(5)心性發展論：即自出生，經由口慾、肛慾、性蕾，到潛伏期的人格發展理論。心理分析學最重要的論點是提出潛意識的概念，以及心理動機的解釋，企圖了解心理功能的運作，和變態行爲的形成。近一百年來，它影響了精神醫學、心理學、人類文化學、社會學以及其他人文科學家，佛洛伊德曾經被認爲是和哥白尼、達爾文齊名的世界三偉人之一。

二十世紀五〇年代以來的社區精神衛生發展

精神衛生運動的展開，肇因於發現精神疾病問題的普遍性和嚴重性。經由社會科學、行爲研究、流行病學調查，發覺精神疾病病因與治療多面性，應統合各類別專業人員，從預防、治療、復健三方面著手。所謂社區精神醫學（community psychiatry）是社區精神衛生（community mental health）的一部分。社區精神醫學與一般臨床精神醫學有所差別，其重心已不在某個個案之治療與醫護，也不再局

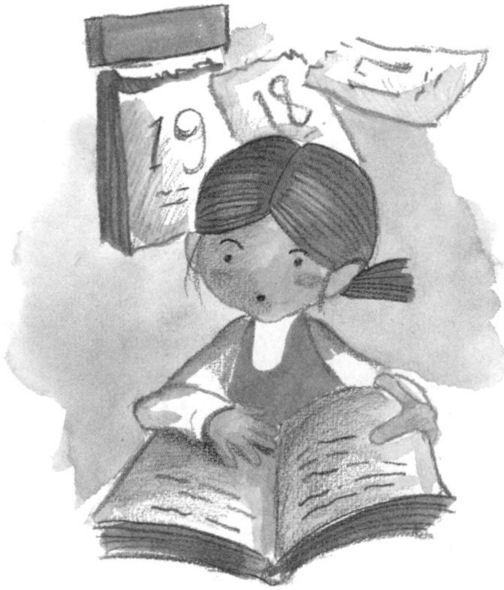

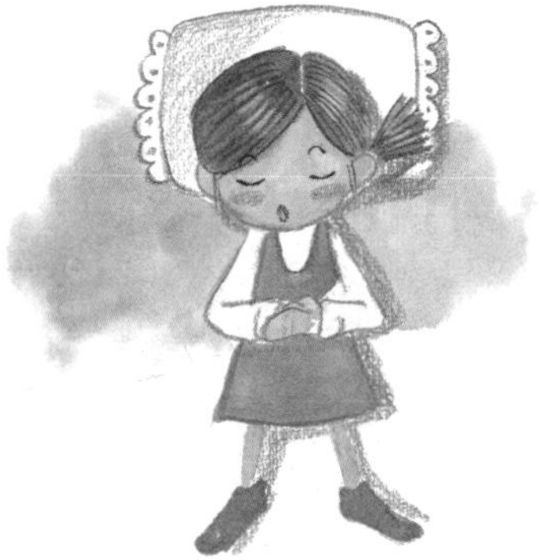

限於醫療機構內等著病人上門，而是在於如何供給整個社區所需之精神科醫護與復健工作，並且保持及促進整個社區之精神衛生，可說是精神醫學之一特別分門。早在二十世紀初，美國的Adolf Meyer就倡導「生物—心理—社會」的精神醫學觀。經過了約半世紀的推展，美國國會終於在一九六三年通過「社區精神衛生中心法案」，撥出了大筆預算推行全國性的社區精神醫學工作。一九五二年精神藥物發現以後，其有效控制精神病人錯亂行爲，更助長社區精神衛生運動的推展。精神病人可視情況選擇居家治療、門診治療、日（夜）間留院治療。社區精神衛生運動最重要的是講求三級預防：第一級是透過各種精神衛生教育、宣傳、諮商，謀求減少精神疾病發生率；第二級預防在於設立各種精神醫療機構，早期診斷，早期治療，避免其慢性化；第三級預防即復健治療，動用各種社會資源，使精神疾病患者病而不廢，從事心理復健及職能復健，好好發揮潛能，為社會大眾之服務盡其一己之力。

七〇年代以來的生物精神醫學

自從精神藥物發展以來，不但有效治療精神疾病，進而研究其藥效機轉，在神經化學及神經荷爾蒙方面有顯著的發展，現在對神經介質、腦中的各種受體與神經介質間作用的關係、精神疾病發生的可能機轉，已經有比較清楚的概念和研究方針。精神醫學又返回醫學的主流，並試圖應用科學方法、診斷標準、生物指標、生化檢驗、各種腦部造影技術等，達到客觀診斷精神疾病以及合理治療精神疾病的目的。特別是以遺傳與神經生物化學的知識，把握嚴重的精神分裂病、雙相情感疾病及種種輕型精神程度之生物學病理機轉。未來生物精神醫學之研究，相信將會有更進一步的突破性發展。

儘管精神醫學發展過程之理論與分期不同，但造就出來的大師級人物，在精神醫學史的發展上均具有莫大的意義，其不可磨滅的貢獻是大家有目共睹的。不管精神醫學未來會朝什麼方向發展，其對象還是「人」，在科學技術外還要考量人性和人道，更要有溝通的藝術，才能完滿解決問題。精神醫學永遠包含科學、人性、藝術這三種特質而發展。即使長江後浪推前浪，生前名揚四海的學者，無論後世是褒是貶，精神醫學的理論與療法，仍舊會處於不斷推翻前論、創造新議的流動中；但大家共同的目的，都是想進一步來幫助每一位精神障礙者。

然而，歷史在各方面的衍續不也是如此嗎？氣勢磅礡的兵馬俑坑，也不過是換取世人的一聲讚嘆而已？馬王堆出

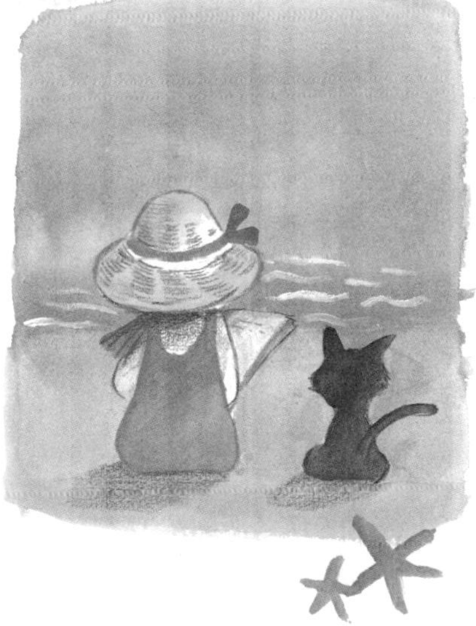

土的女屍，儘管依舊血肉鮮活，但曾經地位崇高、雍容華貴的夫人，也不過剩下令人唏噓的容顏？

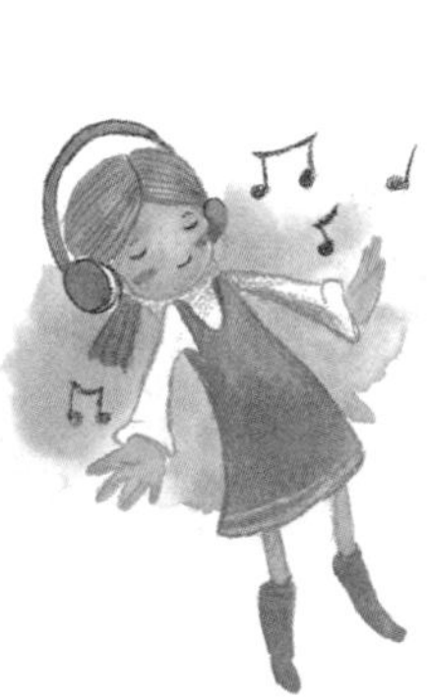

在多年之後，我好不容易當上了研究生，終於可以有機會，與當今精神醫學界重量級的教授大人們共同學習討論。某次上課後，頗有感受，想到台灣精神醫學的理論，也有鐘擺現象，忽然靈機一動，自覺文筆還不錯，等老師仙逝後，應該爲他寫一本「傳記」，替這位醫學界人物做些記錄。當天，我的心情簡直high到不能再high，因爲找到了人生另一個爲台灣醫學界有所貢獻的目標，覺得此生眞是意義非凡！

過沒幾天，我在門診處遇到了一位官階比我高的學長，那天正好難得生意清淡，病人只出現了零星的兩三個，我和學長也就偷得浮生半日閒扯淡一番，聊著聊著，我忍不住得意洋洋地提起將來要爲教授寫傳記的事情。正當我感到光榮萬分時，學長冷笑著拍拍我的肩膀：

「那位教授確實對台灣精神醫學相當有貢獻，不過，我已經聽過好幾位和你有同感的醫師說過日後要爲他寫傳記的雄心壯志，我也很想插上一腳呢！」

因此，我最後得到的結論是：幫老師寫傳記的重責大任，應該是輪不到我這個後生晚輩的頭上來了！

杜鵑窩也要有春天

——談精神疾患者之人權

人不是為失敗而生的，一個人可以被消滅，但他的鬥志絕不能被擊敗。

——海明威

「您好！麻煩請找第×號病房的×××！」

那位曾經是我的病人，這次再度發作被送入另外一家療養院，在他家人的拜託下，說什麼我也要以電話關心他一下。

「你是他什麼人？」

療養院的醫師還盤查得眞仔細！由於病人與我相識多年加上目前已非屬於我的管轄範圍，我只好回答：

「我是他朋友。」

「那你打這通電話來的目的是什麼？」

好心給雷親！我居然被視爲通緝犯一般地被「臨檢」！這就是雞媽媽的媽媽的下場

嗎？

遠在十八世紀，法國的Phillipe Pinel因相信精神疾病患者的疾病並非是魔鬼作祟所引起，而是精神上的一種病態表現，與身體疾患同樣屬於疾病的一種，所以，他在一七九三年毅然首度除下了精神醫院內精神病人身上的鐵鍊。精神病人開始不再是被綁在黑暗角落、被眾生唾棄嘲諷的野獸。隨著近代精神醫學體系的形成，一九三〇年代中出現了許多種生物學療法，例如胰島素昏迷療法（insulin shock therapy, IST）、電痙攣療法（electroconvulsive therapy, ECT）、精神外科療法（psychosurgery）、前額葉切

愛的箴言

人生舞台是一列長夜的街，夜有多長，街就有多長。

割術（prefrontal lobotomy）等等。但由於現代精神藥物陸續研發，精神藥物逐漸取代這些生物學療法。目前除ECT仍廣受使用外，其他則已少被使用。這些精神科技之發展，確實是嘉惠病患，使精神科醫院內對精神病患的精神症狀之治療，達到現代醫療之科技水準。

然而，二十一世紀的今天，高科技的精神醫療，並不保證合乎人道水準的精神照護。

在許多精神醫療人員與有心人士的努力下，我們不斷地希望能替精神障礙者去污名化，也努力地替病人爭取人權。但是，當我一再聽到看到有病人在某些不長進的安養院中，被五花大綁任憑長期在床上大小便；眾多病人因長久沒有人協助刷牙而使牙齒提早掉光光；因病發而被管理者當眾羞辱甚至修理……。這些可怕且可恨的事實，即使在我被病人折騰到有氣無力時，仍然會激起我一次又一次無法澆息的怒火。而宏濟醫院魏醫師更舉出了在台灣精神醫學突破性的進展下，精神病人的權益仍然停滯不前，甚至反而在倒退，才會出現三件「奇怪的事」：

1. **陽光**：精神醫療機構的硬體設施越蓋越好，專業人力也不斷增加，但很多住院病人卻沒有眞正的活動空間，曬不到太陽。很奇怪！

2. **鐵門**：不訓練，不要求，不信任病人的自主能力，一直被深鎖在病房內。很奇怪！

3. **工作**：許多病人有能力在

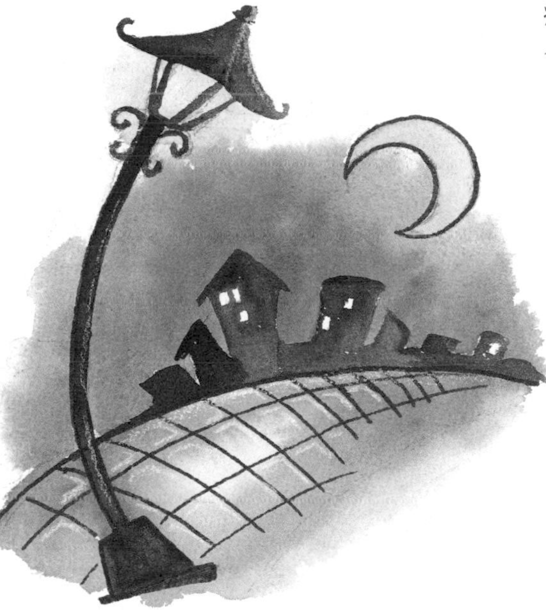

一般機構工作，持續力可能還比一般人好，但是一直做些收入微薄又沒有前瞻性的工作，或是從事加速退化的訓練。很奇怪！

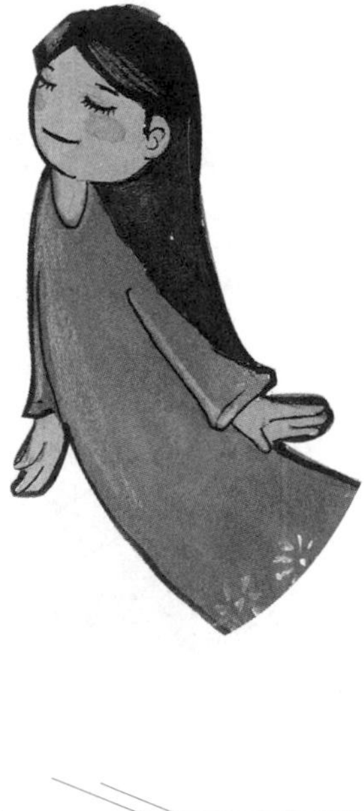

台灣在二〇〇二年登錄在籍的精神科醫師有976位；其中專科醫師725位，住院醫師251位。根據精神疾病流行病學研究資料之推估，胡海國教授等學者曾對精神科醫師與其他專業人力的需求，提出分析：當一九八七年台灣需要801位的精神科醫師來治療社區裡成人人口中之精神疾病患者，若以目前976位精神科醫師的人數來看，或許已經足夠。最近十年來，醫療機構正在不斷擴充。以二〇〇一年的統計來看，自一九八五年到二〇〇一年，精神醫療床位由11,066床增加到19,939床，機構數目由79家增加到213家（154家醫院，59家診所）。所以很清楚的事實是，無論未來如何變化，我們不應擔心人力的不足，而應擔心我們是否培養了優秀的精神科醫師。

因此，目前為止，以我的能力唯一能做的，大概只有建議台灣精神醫療界負責療養院之院長們，要強化醫院裡符合人道的精神照護，以呵護病人；尤其是醫院裡的伙食，至少要注重三餐的品質，這是最起碼的人道照護，別再把精神病人當豬餵了！

不過，所要改進的只是「豬食」嗎？「奇怪的事」也僅止於陽光、鐵門、工作嗎？應該還有更重要的人道追求吧！

杯底不可飼金魚

——日趨嚴重的酒癮

天下莫柔弱於水，而攻堅強者，莫之能勝。

——老子

這位輪到我照顧的病人已經是第三次住院了。每次發病原因都是喝酒喝到看見螞蟻在天上飛，老鼠在地下爬，然後終於不支倒地，被抬上救護車。這次據說還在急診室時非常粗暴，護士小姐爲了怕他有更進一步的暴力行爲，趕緊把他的四肢分別綁在床緣。但這位仁兄不但還有辦法動手打跑護士小姐，更輕而易舉地用被綁住的單手，一一解下了所有綑綁他的帶子；他老兄還很好心地把拆下來的帶子捲一捲、綑一綑，然後丟在一旁，省得護士小姐還要花工夫去整理帶子。

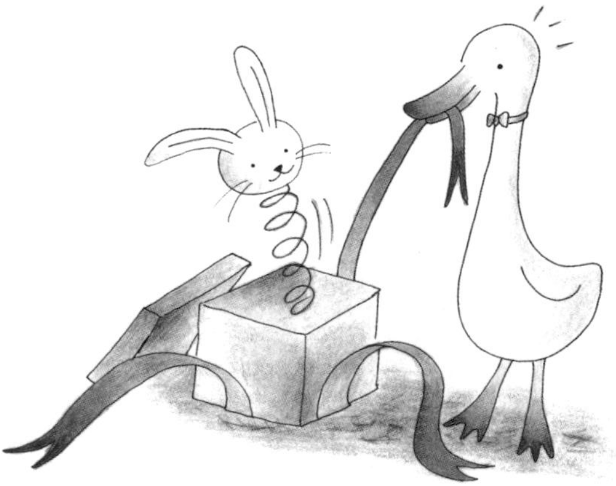

第二天，清晨的病房中洋溢了輕快的音樂。我看到這位病人尚處於酒癮戒斷狀態，還在全身直冒冷汗，一手吊著點滴瓶，看起來相當虛弱。正當我想過去和他會談時，我已聽到他喃喃地咒罵我：

「什麼鳥醫師，連個止瀉藥都不開給我吃，他ㄋㄟㄋㄟ的……」

我實在很想告訴他，我奶奶已經死掉很久了，不需要他的問候了！

很久以來我們將一個人長期服用某種精神作用物質成了癮稱爲藥癮（drug addiction）或酒癮（alcoholism），一九六四年世界衛生組織認爲「癮」（addiction）這個名詞太籠統，不合乎科學。因此近來的傾向認爲，宜就其使用障礙的本質不同，分爲「酒精濫用」

愛的箴言

是啊！癟三的鹹魚都有翻身的機會，更何況是佇在巨大龍門前，活跳跳的鯉魚？

（alcohol abuse）及「酒精依賴」（alcohol dependence）。酒精濫用是指病態性的使用酒精，使其日常生活受影響，且長達一個月以上；酒精依賴則指飲用酒精後發生生理上的依賴情況，因耐容率（tolerance）的增加，酒量增多，且需要持續性的飲用，若停喝容易發生戒斷現象。儘管如此，藥癮與酒癮之名詞仍常普遍被使用。目前對於「癮」的定義大致如下：(1)對某種精神作用物質有心理依賴（psychological dependence）而產生求藥行爲（drug-seeking behavior）；(2)對某種物質產生身體

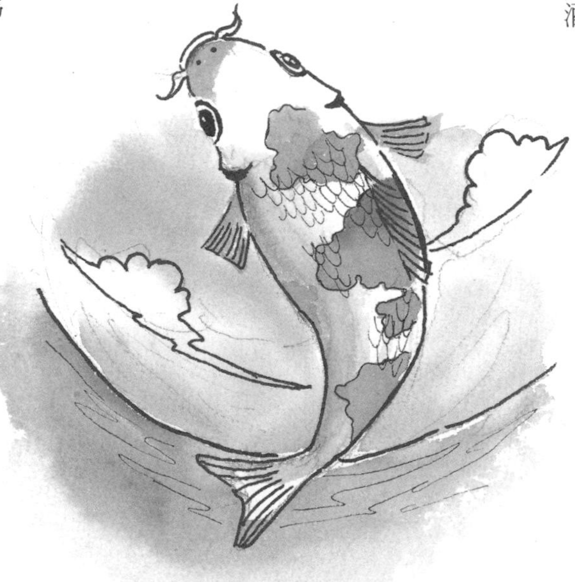

依賴（physical dependence）而無法停止使用，或耐藥性（tolerance）而必須增加使用量；(3)由於持續濫用藥物造成身心健康狀況的惡化，仍不能自己停止使用。

酒可以說是所有被濫用的物質中，歷史最悠久的。早在石器時代，人類就嚐過發酵水果所形成的酒。八世紀時阿拉伯人發明蒸餾製酒技術，使得酒的產量大增；但此項技術在回教世界無法發展，因而失傳。到了十三世紀，法國修道院的僧侶再度發現蒸餾製酒方式，並且加以廣傳，酒遂成爲影響最廣泛、但卻是各國社會上合法可用的濫用藥物。

酒精主要成分是乙醇，一旦酒進肚內經過吸收，它會隨著血液漂流全身，從頭到腳皆會受到影響，特別會影響腦中多種神經傳導物質及其接受器的調節，包括多巴胺、γ—胺基酪酸（gamma-amino butyric acid, GABA）、麩胺酸（glatamate）、正腎上腺素（norepinephrine, NE）、血清素（serotonin, 5—HT）、腦內酚（endophine）等。

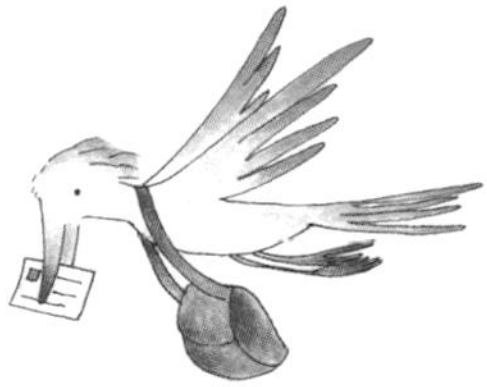

臨床上大致可將酒癮分爲三類：間歇性過度飲酒（episodic excessive drinking）、習慣性過度飲酒（habitual excessive drinking）、酒精成癮（alcohol addiction）。

發生酒癮的性格傾向多半如下：

1. 較一般人無力、孤獨、依賴、敏感。
2. 情緒不易穩定，經常大悲大喜，自我意識強，且容易緊張。
3. 攻擊性與炫耀性強烈，自我控制能力較差。
4. 挫折忍受性低。

酒精造成的神經精神疾病大致如下：

1. **酒精中毒**：攝入酒精量足夠使人產生下列狀況：(1)行爲改變，例如衝動、攻擊、自我控制差、判斷力減損、駕駛或機器操作產生意外等；(2)神經症狀出現，例如言語含糊不清、步態不穩、臉部潮紅、眼球震顫、動作不協調等。

2. **酒精戒斷性譫妄**：通常發生在長期飲酒的人於突然停掉酒精之後，產生大腦及自律神經系統失去抑制而過度興奮的情形，例如譫妄（意識模糊不清）、顫抖、抽搐、昏迷、幻覺（通常為視幻覺，眼前出現不該有的景物；觸及聽幻覺亦有，但不及視幻覺多）、恐懼害怕、驚嚇反應、心跳加速、出汗增加。上述情形通常產生在停酒一週以內，有時會有類似急性精神病發作，若處理不當或病情嚴重者會有生命危險。

3. **酒精性妄想症**：此類病患通常個性多疑且

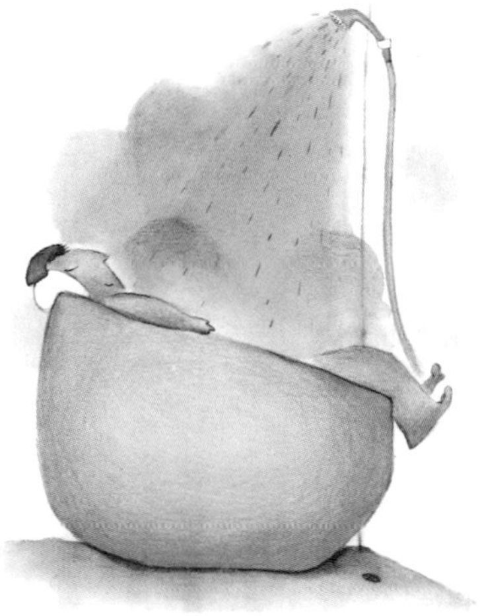

敏感，長期飲酒下來產生妄想，妄想內容以被害及猜忌爲主，喝酒之後常會與家人發生爭執，甚至拳腳相向，造成家庭問題。

4. **酒精性幻覺症**：因長期飲酒造成腦神經不健全，出現無中生有的幻覺，例如幻聽、幻視、身體幻覺及觸幻覺等。

5. **酒精性失憶症**：因長期飲酒破壞了腦部之記憶功能，以致常會對於最近發生的事情記不起來，記憶力衰退產生健忘現象。

6. **酒精性癡呆症**：由於長期且大量飲酒造成記憶力衰退之外，還有其他如認知、社交、職能等均會退化，病情會比酒精性失憶症嚴重，喝酒的歷史也許更久，患者年齡也較大。

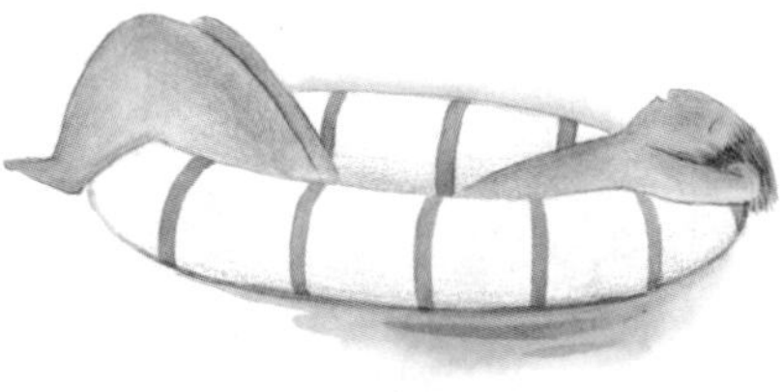

許多酗酒成癮者，若無經過適當的治療，長期下來往往會出現極端的情緒反應，讓他們終日活在情緒糾結中無法釋懷。其情緒狀態非常廣泛，包括從得意忘形到沮喪不

振，從過度自信到絕望自傷，從無憂無慮到極度恐懼。在這些情緒高度起伏下，酒癮者常會變本加厲，一次又一次飲用更多的酒精來處理這些高度情緒轉移。

根據台灣的臨床經驗，過去因酒癮而來精神科門診就診的人很少。可是近年來，一九八九年社區調查發現，台灣人口中酒精濫用或酒精依賴的終生病率爲7.18%，雖然與使用同樣量表調查的美國資料爲13.6%相形之下還算低，但比起過去的情況，認爲台灣的酒癮極稀少的印象已大有改變。

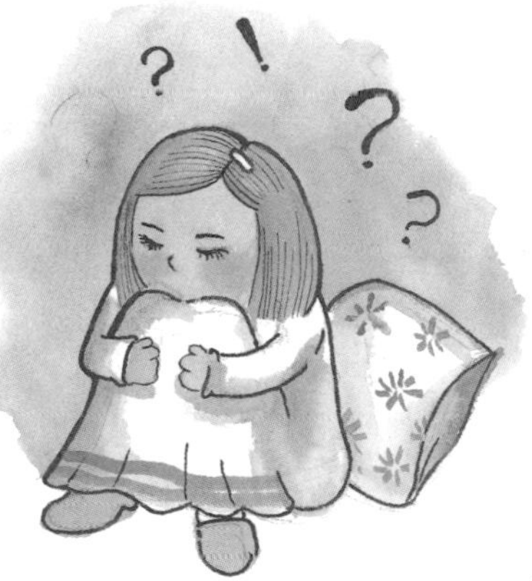

目前，只有戒酒藥（antabuse）能幫助酗酒者克制酒癮，乃是Hald和Jacobsen於一九四八年在丹麥發現其藥理機轉，隨後即引入作爲治療酒癮的藥物。在吃了戒酒藥後，只要再喝一點酒，體內蓄積的有毒代謝物乙醛（acetaldehyde）便會使人面

紅耳赤、頭痛欲裂、呼吸困難；若還照喝不誤，會有致命的危險性。戒酒藥雖無法直接消弭對酒精的渴望，但它所形成的身體不舒服反應，卻可以使酒鬼在感受身體不舒服下，減低酒精對他之誘惑感，因而達到增強自我控制的「厭惡性治療」（aversive effects）效果。

在我高中時代，有一位至今交情還很好的死黨，大一那年他交了一位女朋友，在他對人家愛得死去活來時，女友居然在他毫無警覺下另結新歡去了。被橫刀奪愛的他非常淒慘，幾乎過著生不如死的日子。最後他的室友實在看不下去了，於是共同票選出一個黃道吉日，三更半夜一起騎著機車，到海邊去陪他藉酒澆愁。喝著喝著，他眞的喝醉了，醉到根本無法騎車。大學時代，機車是我們這些貧民唯一重大財產與代步工具；直到今天我還是沒有搞懂，他們三個大男生加上四部機車，究竟是用什麼方式，把這位體重近八十公斤、醉得不省人事的

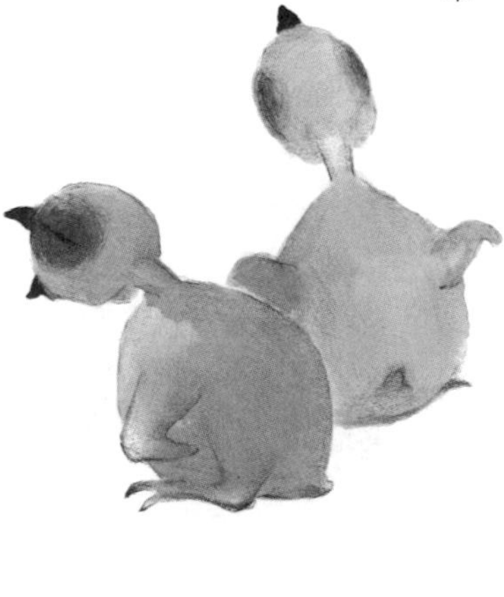

杯底不可飼金魚——日趨嚴重的酒癮

壯漢，從海邊「運」回了男生宿舍……。

看來，或許酒對某些人來說，有難以解釋的關係，不然公賣局早就關門大吉了！

是家人還是敵人

——社會變遷下的親密關係

唯有膽敢面對現實者，其看法才會最切實際。

——威爾遜

在精神科的照會中，家人是在精神醫療過程中首當其衝的切入點。只是我常常懷疑，似乎有越來越多人，其生活起居並不是與自己有血緣關係的人在一起。例如像我是高中畢業後，就離開家人在北部求學、工作，也就是十多年沒有與我的家人長期共居共處。我的一位女性朋友更誇張，她的各方面條件極佳，追求者眾多，但她是在一個破碎家庭中長大的受虐兒，加上她向來非常討厭小孩子，所以很久以前她早就打算這輩子不要結婚；在與她交往十年、緊迫盯人的男友不斷的逼婚壓力下，她乾脆收拾包袱，一個人躲到國外去讀博士班了……。

傳統對「家庭」的定義為：經過婚姻儀式之夫妻或團體

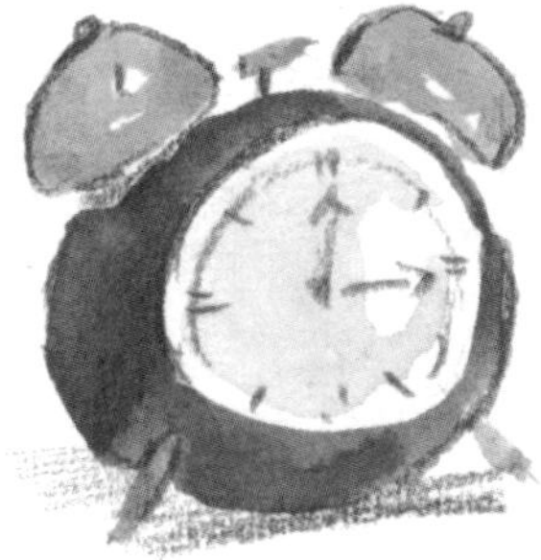

（group），他們因年齡、性別角色之區分而共同合作，生育及養育孩子並居住在同一住所（household）。儘管環境變遷，家庭仍繼續執行其應有功能，包括生殖與社會化功能（reproduction and socialization）、經濟的合作體（economic cooperation）、分派地位及社會角色，以及親密關係。

家庭是以婚姻爲基礎而發展出來的私人性小群體，通常包括夫妻（父母）和子女。欲了解家庭的人際關係，不能只了解各個成員；與夫妻關係一樣的，還要以人際關係的觀點，由溝通、情感、關係、角色等層次去探討；而且因爲家庭是個群體，也要以組織、結構、權力分配以及團體的界線、認同、聯盟等角度去把握。有關家庭的心理研

愛的箴言

有人說愛來自自由，而我卻覺得有所牽絆其實更幸福。

究，就是循著這些家庭的各種層次與角度去探討家庭病理的。

然而，現代的家庭已不一定能提供上述所謂愛、親密或養育之功能，家庭問題的存在是一個社會單位（social unit）之問題，而非單獨個人的問題。我們已面臨到非常需要在一個相互扶持的團體中安身立命，不能只依賴家庭。沒有家庭的支持，不得不轉往社會中相互扶持的關係，而有所歸屬。因此有越來越多人的社會關係是以朋友或同病相憐的人爲主。大部分的人最想要的，是可以眞正關心我們的人給我們的愛，而不是有條件的愛，爲了得到我們的付出才來愛我們。在某些情況下，甚至家人彼此之間還會反目成仇，從家人變成敵人，更有精神病患不能得到家人的諒解與接納，因而被迫離開家門，流浪在大街小巷，成爲「遊民」的其中一份子。

在目前的台灣街頭，任何人都可以輕易看到遊民朋友的出沒，他們大多蓬頭垢面、衣衫污穢，有的還會拎著大包小包的不知名雜物晃來晃去，讓一般人看了退避三舍。我還曾經見過一個很年輕的女孩子，呆呆地坐在街角，衣著不整的地步竟然到她身體暴露在他人面前……。

我在研究所求學的時候，由於學校很窮，我們也很窮，所以我們數個研究生只能被分配到共用一間老朽的研究室。那是一個很詭異的地方。門一打開，馬上可以見到一張很大的實驗桌，上面沒有任何實驗器材，只有一床從未折疊過的棉被，別懷疑，那就是其中一位的專屬床位；再走進去，是一張草蓆平鋪在桌子底下，旁邊牙刷牙膏漱口杯外加毛巾一應俱全；到了最裡面的角落，地上有一攤歪七扭

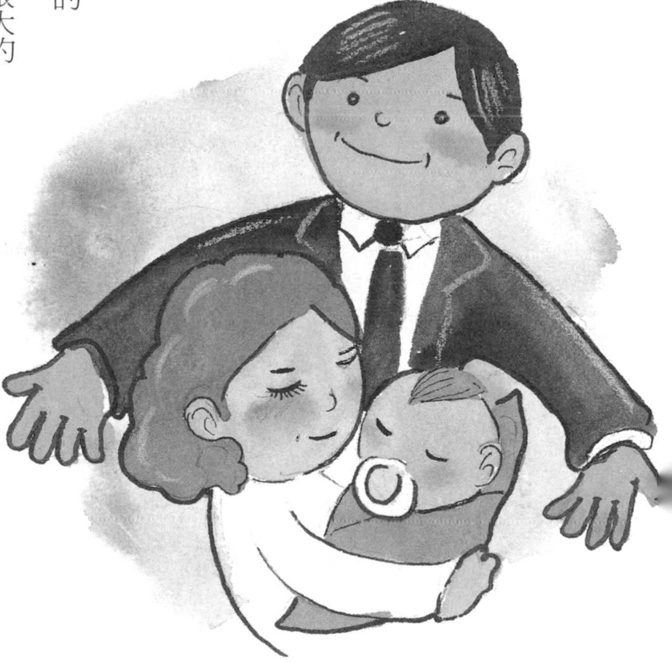

八的睡袋，睡袋四周有壓扁的易開罐飲料空瓶、吃剩的泡麵保麗龍碗、茶葉的包裝袋、使用後廢棄的咖啡機濾紙……。

第一次有同學帶女友進入我們的狗窩時，嬌滴滴的她見到在一座小型垃圾山附近，有位散發臭味、鬍子許久未刮的男性，正捲在睡袋中呼呼大睡。這位佳人非常害怕地指著他說：

「你……你們這位同學，好……好像遊民耶！」

某日，當太陽已漸西沉之際，我們的遊民同學睡醒了，他從睡袋裡爬出來，身上是汗衫短褲外加拖鞋，卡啦卡啦地正要走出研究室，我隨口問道：

「你要去幹嘛？」

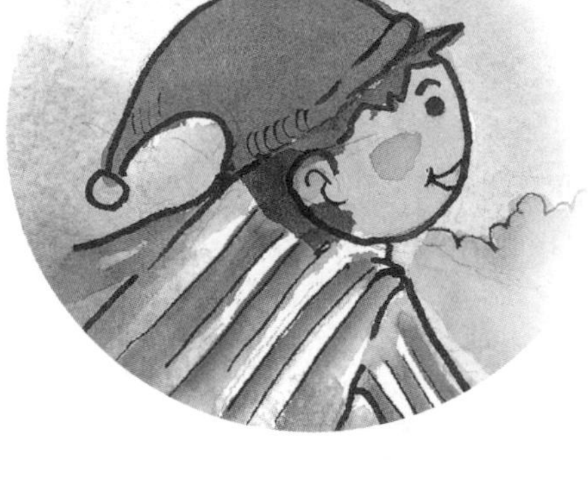

「我好像已經好幾天沒洗澡了！」他揉著惺忪的眼睛。

過了五分鐘，電話響了，我接過電話，是那位遊民同學的媽媽：

「我兒子已經兩個月沒打電話回家了！他到底在幹什麼？」

「每次我打電話找他人都不在，他是給我死到哪裡去了？」

「很久以前聽到他咳嗽咳得很兇，他有沒有去內科拿藥來吃？」

「你是他那個上次來過我們家的同學嗎？」

「你媽媽現在平常在家裡做什麼？會不會很無聊？」

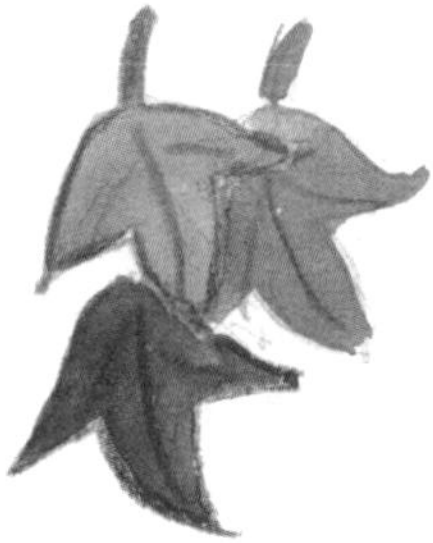

「你爸爸退休了嗎？」

「你們去年搬家搬到哪裡？」

「你妹妹大學畢業了沒？」

「你哥哥後來有沒有結婚？」……

我耐著性子一一稟報，時間一分一秒過去，一個多小時後，她老人家終於意猶未盡和我說再見。我一放下聽筒，再也按捺不住大吼：

「他媽眞囉嗦耶！難怪會生出這個像遊民一樣的兒子！」

待這位遊民同學回來，我簡單扼要歸納一下重點：

「你媽剛才打電話來：第一，你現在是失蹤人口，請你打電話回家；第二，你已經咳嗽很久了，請你找內科醫師報到。」

「哦，知道了！」遊民同學毫無表情打開電腦，繼續他手邊的研究工作……

遺傳疾病不是罪過

——當精神疾患面對遺傳問題

個人眼前的不幸或失望，應該認為有助於心性的成熟與堅強。

——愛默生

某日晚間值班時，運氣頗佳，和一位美麗的護士小姐獨處護理站，當時病人都已安然入睡，也暫時沒什麼突發狀況，我當然不會錯過這大好機會，猛找話題和美女聊天。

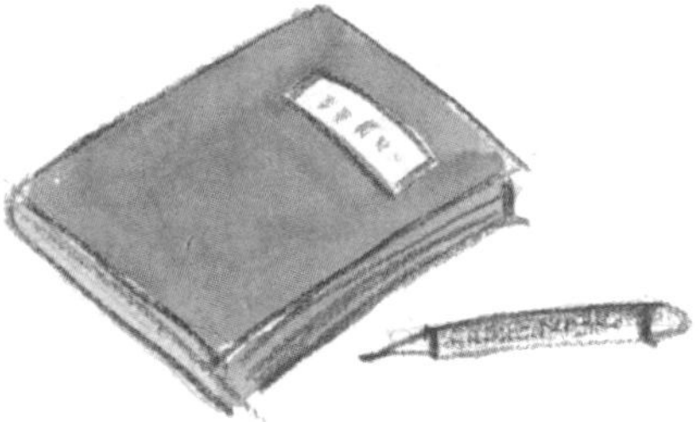

大概是樂昏頭了，我很興奮地說：

「我是老『來』子耶！因爲我老爸四十多歲才結婚，我出生時老爸已經快五十歲了！」

美麗的護士小姐用比我更興奮的語調說：

「哇！難怪你長這麼醜又這麼笨！我跟你說，男人的年紀越大，精子的品質會越差，不正常基因遺傳的機會就會越高，你就是最好的例子啦……」

雖然我覺得很無辜，但心中忍不住思索起一些重要的課題。

是的，我們當前已面臨一個棘手的問題：藉由藥物或基因工程能控制基因（gene）表現嗎？人類能脫離優勝劣敗、遭錯誤扭曲下造成的暴力、仇恨或歧見嗎？遺傳疾患者難道都是他們活該倒楣嗎？

遺傳學（genetics）的領域包括三個主要分支：(1)傳遞遺傳學：特徵從一代傳遞到一代的研究；(2)分子遺傳學：基因分子層次之結構和表現的研究；(3)群體遺傳學：基因在群體之內、之間變異性的研究。這些分支並不是三者相互界線分明，而是三者相互支援。

無論各種遺傳疾病的諮詢具有多少特殊性，遺傳諮詢（genetic counseling）一般包括

愛的箴言

入寶山不能空手而返，人說。那麼人間一遭，又豈能空口說白話，只剩下陽光、空氣、水？

七個階段：

1.診斷。

2.家族史的了解。

3.評估家屬中其他人亦發生疾病之可能性。

4.案主需要之評估。

5.對於負擔、危險性及裨益上之評估。

6.工作計畫的擬訂。

7.追蹤。

當然，很多人對於具遺傳性之精神疾病非常恐懼，但有些事實是一般人可以認同

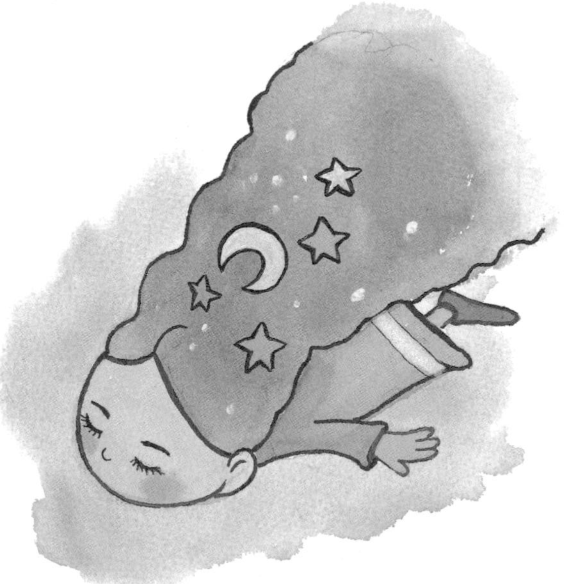

的：

1. 精神疾病並非全都一樣，有時症狀雖然相同，但是病因並不一樣。
2. 不是所有精神疾病都會遺傳。
3. 可遺傳之精神疾病並非百分之百會遺傳給後代，也就是患者後代有得到疾病遺傳的機會，也有不被遺傳到的機會。
4. 就算得到了危險性基因或不良基因群遺傳，當環境刺激不足時，該基因也無法表現出來。
5. 遺傳來之精神疾病並非完全無法治療，在接受適當的療程後，仍然可發揮與一般人同樣的正常機能。

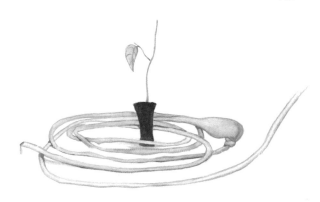

西元二〇〇一年二月人類基因組三十億個鹼基（base）正式解碼，基因醫學開始邁向「後基因時代」（post-genomic era）。基因檢查牽涉到許多問題。很多時候我們會看到經由基因檢測發現帶有致病基因者自暴自棄，把身心各種不適或種種健康問題都歸咎於帶有致病基因。此外，還包括了當事人得知受檢結果後，產生自卑、厭世；甚至演變成男女朋友分手、夫妻離婚；或是遭人歧視；無法得到醫療人壽保險；失業等等。

一九七五年美國人類遺傳學會給與遺傳諮詢的定義爲：遺傳諮詢是一種溝通的過程，用來處理家庭中遺傳疾病的發生與再發率的問題，在此過程中專業人員對個人或家庭提供以下的協助：(1)了解醫療事實，包括診斷、可能的病程以及治療方式等；(2)了解疾病的遺傳型態及發病機率；(3)了解針對此疾病發生之機率可能有的選擇；(4)衡量疾病再發生機率及家庭生活安排目標，選擇適合個人或家庭的決定；(5)

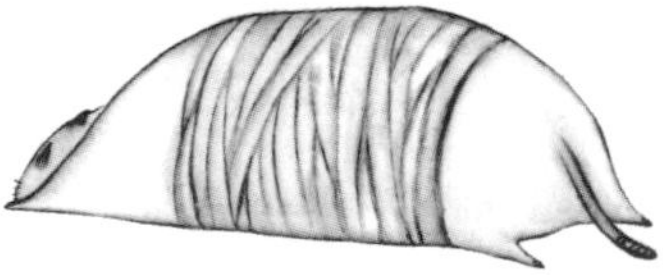

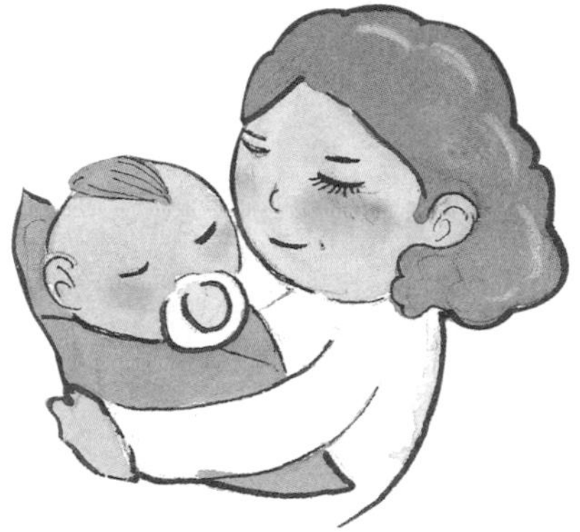

對遺傳疾病及疾病發生機率做最好的調適。

遺傳諮詢並非優生學，而是以諮詢者爲中心的一種助人歷程，必須要中立、非批判性、尊重諮詢者的自主權，提供諮詢者重要客觀的疾病發生機率的資訊，協助諮詢者的個人調適及家庭決策。有關精神醫學遺傳諮詢之目的，在於獲得親屬得病之機率；婚姻、生兒育女之決定；精神疾病會不會傳染；減輕內在罪惡感及種種情緒負擔；疾病嚴重度及性質；了解疾病病因；疾病可治療性；病患之未來等等項目。

因此，站在倫理道德上的使命感，成功的遺傳諮詢應該要做到多方紓解有關家屬的心理壓力及可能的自責，以寬容的心態，讓家屬發洩心中消極性的怨結，導向積極性的面對現實。對每一位精神障礙者，其探索爲何會生病的原因之過程，也是一種心理治療的過程。對於每一位身受可能會遺傳的精神疾病而苦的家族成員而言，探索家族中成員

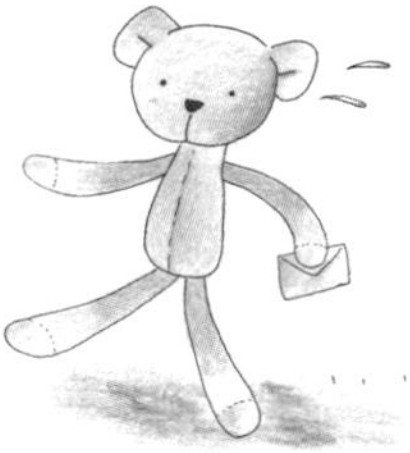

爲何會生病的原因，也是家族成員的心理成長過程。受苦的人更需要足以安身立命的理由，而遺傳諮詢也許就是一種關鍵性的過程。精神科醫師之遺傳諮詢工作，不只可以提供家屬發病之危險率，更可以藉其專業，評估諮詢者之心理狀態，予以適當的協助，改正其不正確之認識，澄清其困擾，減輕其虧欠感，以解決不實在之無謂或誇張之害怕不安。

不過，遺憾的是，精神疾病的遺傳諮詢服務，並未包括在一般的遺傳諮詢門診中。美國國家心理衛生中心所做的調查顯示，少於13%的遺傳諮詢人員接受過正式精神疾病的遺傳學訓練，且大部分的人員對自己進行精神疾病的遺傳諮詢能力評估爲：勉強或無法勝任。

精神分裂與雙相情感疾病在世界各國發病率所差無幾，顯示了這些疾病有致病基因之存在，應鼓勵病人或其家屬，在心理上對該疾病之發病原因有所困擾且在家族內發生

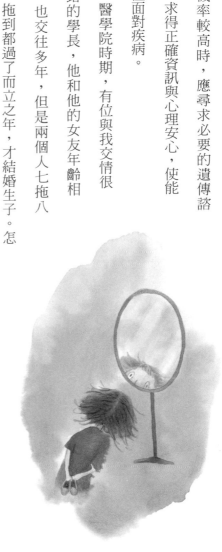

之機率較高時，應尋求必要的遺傳諮詢，求得正確資訊與心理安心，使能積極面對疾病。

醫學院時期，有位與我交情很不錯的學長，他和他的女友年齡相同，也交往多年，但是兩個人七拖八拖，拖到都過了而立之年，才結婚生子。怎知他們的寶貝兒子出生後，平均每隔一個多小時就哭鬧一次，日以繼夜，夜以繼日，不曾間斷，這種狀況直到小孩四個月大後依然如故。他們夫妻兩人被整到幾乎什麼事都不能做，也不敢讓朋友們來家裡慶祝新生兒的誕生，大概家裡已經慘不忍睹了。本來想丟給保姆好了，但是他們夫妻討論後的結果是：這種小孩送保姆只會有兩種下場：一種是被虐待；另一種是被下安眠藥。他們只好忍氣吞聲，繼

續過著暗無天日的生活。直到有天，學長的太太假惺惺地安慰學長：

「你呀，既然老來得子，就忍耐下去吧！」

我的學長不甘示弱地回了一句：

「妳老蚌生珠才需要多忍耐呢！」

至於我，是否是因「老來子」而造就了我「不正常基因遺傳」以致變成這付德性？

可能只有天知道了！

藝術家脾氣

——概述藝術治療

沒有人是完全客觀的，自認客觀的人，只不過在自欺罷了。

——林語堂

許多人對所謂藝術家常抱著神秘的眼光；對所謂藝術家脾氣更不知定義爲何。事實上藝術創作者尤其是畫家，並不是一般人想像中逍遙自在，浪漫灑脫，獨自浪跡天涯四處畫畫。你要知道寫生或旅行畫家不是人在幹的事，因爲要背著重得要命的畫具和裝備行萬里路，還要面對風吹日曬、冷夜淒涼、雨打風霜等等意外狀況。我的一位畫家朋友就曾經獨自到西藏去住了一年，他在偷看唐卡的作畫方式，結果被喇嘛罵到臭頭；觀看藏人特有的天葬儀式後嘔吐到吃不下飯；研究礦物顏料的淬取時被公安抓去問話；最後還差一點橫屍喜瑪拉雅山，因爲爬到一半就出現了高山症……。

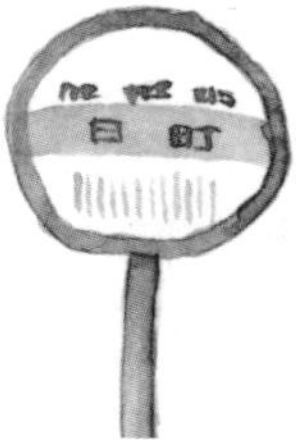

近年來許多學者開始主張，藝術活動能運作爲一種診斷或治療的

工具，藝術治療（art therapy）遂成爲精神醫學界新的課題。藝術治療之緣起，可推溯到史前人類的岩洞壁畫（cave drawings）。這些繪畫表現了原始人類與當時世界的關係，以及其對生命的探討。將藝術應用到醫療上的主要目的，是爲了幫助病人處理情緒上的衝突、提高自覺，以及表達說不出口的苦惱。

目前藝術治療形式，通常以個別、團體、伴侶和家庭爲單位來進行，不同形式的藝術治療的關係也廣泛地被探討。但無論是何種形式，藝術治療適用於各種團體的成員或個人；而且近年來，許多不同學派的藝術治療實務工作者發現，絕大部分透過藝術治療成功的個案，是那些少有創作表現經驗的人。接受藝術治療的當事人或團體成員，經常

愛的箴言

我們的人生，一分一秒身旁的光陰，正如長溝流月，無聲無息，都有它的意味相隨。

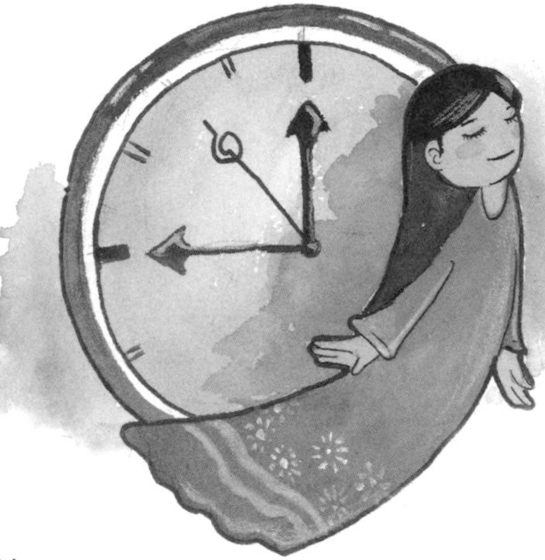

在治療初期，會覺得自己在治療中的藝術作品毫無意義。但隨著治療歷程的進展，在藝術治療師以肯定、關心、包容所有任何形式的創作態度下，當事人會漸漸地對自己的創作有信心，並重新審視作品的意義與價值。

根據美國藝術治療協會（American Art Therapy Association, AATA）的定義：藝術治療是提供非語言的表達及溝通的機會。目前所談論到的藝術治療不外乎兩種取向：一是以心理分析爲主的藝術治療模式，若把藝術應用於心理治療中，則其所產生的作品和作品的一些聯想，對於個人維持內在世界與外在世界平衡一致的關係，有極大的幫助，在此模式中藝術成爲非語言的溝通媒介，配合當事人對其藝術創作的一些聯想和詮釋來紓發其負面情緒，以期解開心結；二是以藝術本質爲主的模式，主張創作即是治療，創作的過程可以緩和情緒上的衝突，並有助於自我認識和自我成長，提高當事人對人、事、物的洞察力，或達到情緒淨化的效果。

藝術治療在某方面如同藝術教育一樣，可以教導當事人技巧及使用材料的方法。藝術若被用於治療中，藝術治療師給與個人的指示提供了自我表現、自我溝通、自我成長的機會，在將意念化爲具體形象的過程中，傳遞出個人目前的需求與情緒，經過分享和討論，使其人格獲得統整。藝術治療較爲關心的是個人的內在經驗而非最後的作品；在藝術治療中的過程、方式、內容、聯想等非常重要，因爲其中每一部分都反映出個人的人格發展、人格特質和潛意識。

其實，藝術家並不需要經歷所有極端的情緒和經驗，但熟悉憂傷、痛苦，是可以爲藝術表現加入奇特的眞實和力量，一個藝術家由苦痛中存活下來後描述這段經歷，可以將心理上的痛苦轉化爲更具有普遍意義的經驗，他們的人生旅程會變成其他人也能選擇去走的路，而且是比較安全的路。

對許多藝術家來說，寫作、繪畫或作曲等等，能夠成爲他們逃脫混亂和憂鬱的出路。藝術創作的表現是一種屬於個體精神性的指引，是一種能夠喚起個體內在意識的覺醒，往往可以滿足個體內在本能的需求，或是衝動的宣洩。藝術如人類的語言表達一樣，人們藉著線條、色彩、雕塑、設計、歌唱、舞蹈、戲劇、詩詞文學等等，傳達了內心的情感、心理、觀念；只是這些表達方式不全是直接以說話的方式表現出來，而是透過創造經驗將潛藏在個體內心的衝動紓發宣洩出來，呈現出一種可看得到、可聽得到、可書寫到、可感受到的另一種藝術的語言。

藝術的語言一如象徵符號般的豐富多

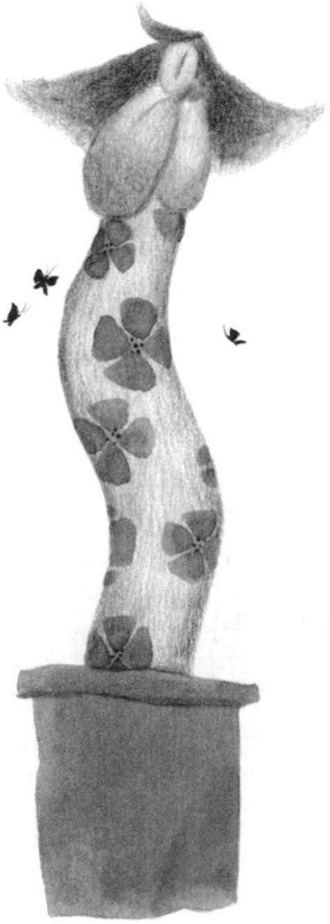

變，日濃厚地具有個人特殊風格。藝術是一種生活方式，也是一種改善人類生活的方式，能促進人們擁有更美好的生活感受與品質。生活本來就是藝術，藝術不折不扣存在於人們眞實的生活情境中。因此，所謂藝術家脾氣，應該是暗藏的這些天賦與才情，所造就出來不同於常人的性情吧！

後來，終於有一天，我親眼看到了什麼叫做「藝術家脾氣」……

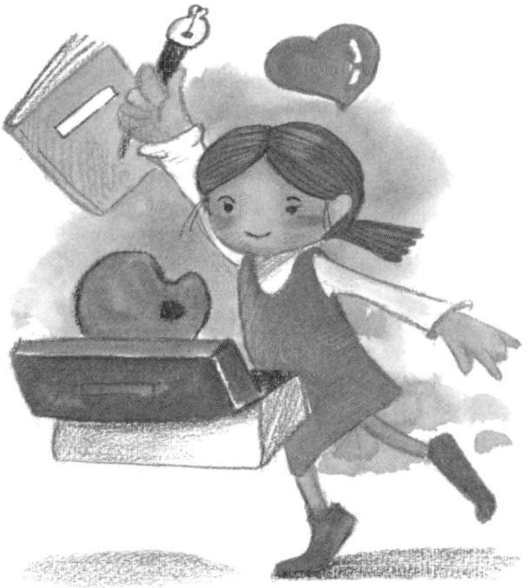

那天我陪女友到他們美術系的辦公室，當時在場者除了我以外，只有一位男性，那是一位很愛搞笑的研究生，無論是書法水墨或水彩油畫等都有令人驚豔的表現。冷不妨他們的系主任兼所長匆匆忙忙地走進來，一眼看到這位男學生，馬上對他說：

「來來來，這裡只有你是男生，趕快來

幫我搬畫！」

（雖然我也是公的，不過我不是他們的同學，所以主任視我爲海市蜃樓。）

「主任，不行啦！我正在結算系上報銷的帳目表，今天是最後期限，一定要交去會計室，現在已經快五點了，他們職員要下班了，會來不及啦！」

這位從法國學成歸國的知名畫家主任，莫名奇妙地勃然大怒：

「你學生的事重要還是我老師的事重要？你們這些研究生領了錢都不做事，叫都叫不動……」

（奇怪，算帳目表不也是在幫老師做事嗎？而且研究生本來就有教育部發下來的助學金，你讓學生工讀才能拿錢已經很過分了

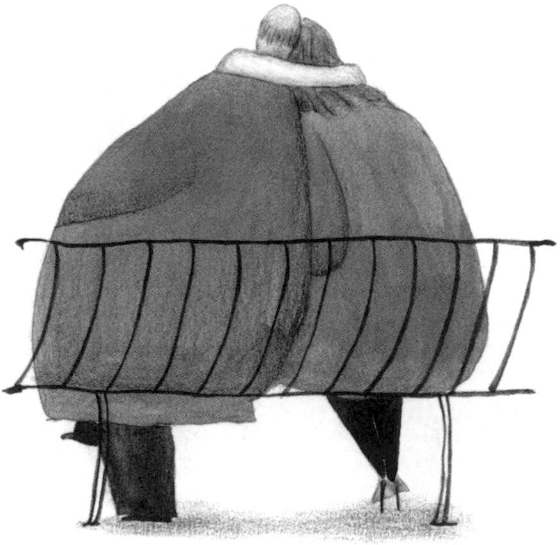

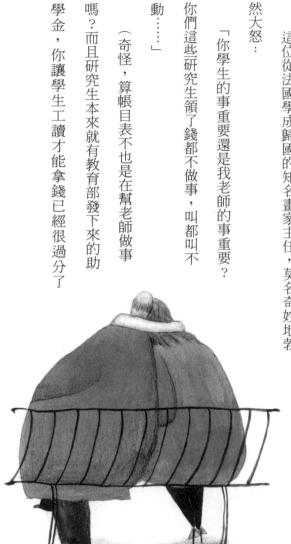

耶！）

這位向來嘻嘻哈哈的男同學，出乎眾人意料之外，狠狠地將桌上的公文往地下一摔，立刻和主任對罵起來，你一言我一語，所有在場的目擊者都嚇呆了。當然，真理是越辯越明，理虧的人通常不會有好下場。吵到後來主任的聲音越來越小，學生的聲音越來越大，最後學生憤怒地舉起右手往桌上用力一拍：

「報告主任！我不幹了！」

這位堂堂一流學府的系主任兼所長，用著非常卑賤的語氣對這毛頭小子說：

「我道歉總可以吧？」

這位高材生毫不加思索回了三個字：

「不—需—要！」

他很快地收拾自己的背包，大搖大擺走出系辦公室，回家去了！

數年後這位研究生也開始授課，也有自己的學生了。不過那天我見到久違的他卻是右腿包裹著層層紗布，還拄著柺杖一跛一跛。我問他怎麼回事，他還是如同從前一樣嘻皮笑臉：

「我跟學生打架——噢，不，打球，不小心摔傷了！本來是想跟學生打成一片，結果打到我只剩一條腿，還被學生當衆活活訕笑：哈哈！老師ㄅㄞ ㄎㄚ了！你們大家趕快來看，老師現在走路的樣子像不像皮卡丘？簡直是驢斃了！笑死人了……」

此刻我心底忍不住暗自竊笑：

「嘿嘿嘿！這下子你應該明白，什麼叫做種瓜得瓜，種豆得豆了吧！」

男人的魚尾紋

——給精神醫療人員的話

尋求忠實地做一個人，不唱任何高調，不奢望烏托邦，發揮大公無私的博愛精神。

——卡繆

好幾年前當我還是實習醫生，第一次接觸精神科的時候，曾在不經意中看到了精神醫學界前輩王浩威醫師的一篇文章〈虛構記憶〉，文中寫道：

「在平常工作裡，朋友們總愛好奇地問：你們一天到晚聽別人的痛苦，難道不會崩潰嗎？」

事隔數年，在精神科行醫的這條路上，我的確也常同樣無奈地感嘆：我們照顧了整個世界，但是，誰來照顧我們呢？

當我還是慘綠少年的高中生時，有一天在上課中，忽然感覺到整個胸腔強烈巨痛，痛到不但無法再聽課，而且幾乎連走路都走

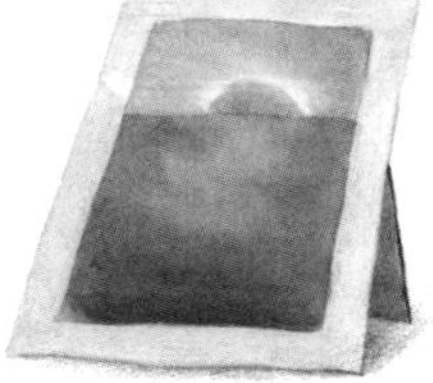

不動了。我的同學趕緊把我拖到離學校最近的一家教學醫院掛急診。那是我第一次見到施醫師。

施醫師拿起聽診器才聽沒幾下，立刻用著非常嚴厲的口氣破口大罵：

「你有心臟病你知不知道？」

我當然不知道，因爲我從小到大從來沒有任何醫師說過我有心臟病；我的祖宗八代完全沒有關於心臟方面的病史；我還和一般青少年一樣經常打球、游泳、登山……。

「你心臟的雜音這麼大，居然還說不知道！」

施醫師看了看我身上的制服，那是南部第一志願的高中男校；他用全世界都聽得到

愛的箴言

生命的意義究竟是什麼？這種早已是陳腔爛調的言語，又有多少人從來不曾質疑過？

的音量嘲諷：

「身體不好再怎麼會讀書也沒有用啦！」

死沒良心的歐吉桑！存心讓我下不了台是不是？

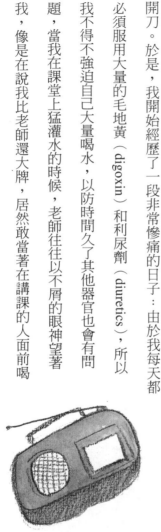

在經過一連串X光、心電圖、超音波、心導管等等檢查後，施醫師已非常確定我必須接受開心手術，否則絕對賤命不保。然而那時我已經讀到高三，正面臨即將到來的大學聯考。在施醫師與我的家人溝通後，決定讓我先暫時使用藥物控制，等聯考結束後再開刀。於是，我開始經歷了一段非常慘痛的日子：由於我每天都必須服用大量的毛地黃（digoxin）和利尿劑（diuretics），所以我不得不強迫自己大量喝水，以防時間久了其他器官也會有問題，當我在課堂上猛灌水的時候，老師往往以不屑的眼神望著我，像是在說我比老師還大牌，居然敢當著在講課的人面前喝水；雖然施醫師開了診斷證明書給我的體育老師，說明我千萬不能

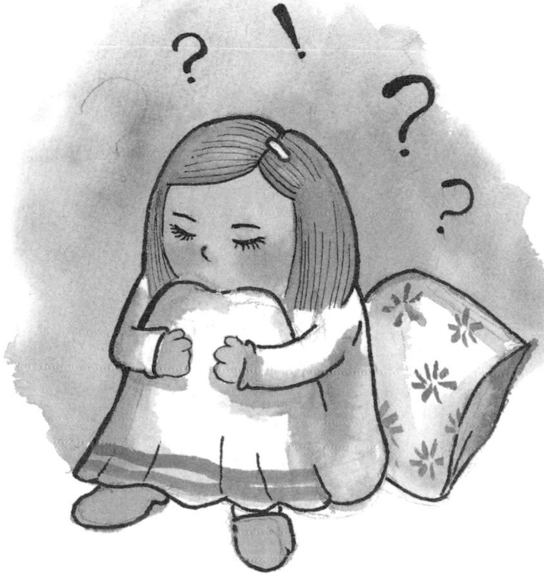

去上體育課，然而我依然遭受無情的鄙視，包括體育老師在內大家都認為我根本是裝病，以便找到更多時間K書，於是看到我時總是一付不屑理我的樣子；當同學們在生龍活虎運動時，我只能獨自一人坐在旁邊看，對一個身在男校的高中男生而言，不能和大夥兒一起運動是非常丟臉的事，我也理所當然嚐受到不少冷嘲熱諷。當時我身體的抵抗力越來越弱，平均不到一個月就感冒一次，所以也就一天到晚請假上醫院。一段時間下來，我不知不覺開始交不到朋友，還要硬撐苦讀應付可怕的升學壓力。

終於，放榜後我運氣很好地考上醫學系。施醫師也趕緊開始替我進行開心手術。當時傻里傻氣的我沒有任何醫學常識；出自小康家庭的我自然也沒有結識什麼達官顯要，所以不禁心想在沒有人安排下，不知開刀是何模樣。好不容易手術是順利結束了，只不過當我在加護病房醒過來時，由於痲醉藥效已退加上我還在全身插管，我的傷口痛到不能再痛，眞的是人們所說的痛徹心扉；外加沒穿衣服只有一層薄被蓋在身上，我全身冷得直打顫，冷到我不禁懷疑自己不是在加護病房而是在太平間。最後我只好哭了。

過沒多久，施醫師來看我了，他見到我這個哭得有氣無力的小鬼，又開始破口大罵：

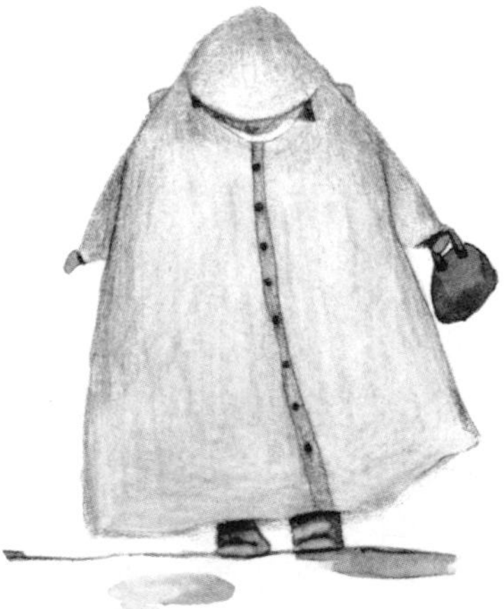

「動個手術也哭成這樣，以後怎麼當醫師？你是打算以後在病人面前哭是不是？」

「你對面那個老太婆翻得比你還有力氣，你這個年輕人比人家還差勁！你丟臉不丟臉？」

「開刀哪有不痛的！你是準備在加護病房哭鬧多久？吵死人了！等你出來我看要把你送進兒童病房了！」

待他老人家罵完了，我很虛弱地問了施醫師：

「開心手術會改變一個人的心嗎？」

「廢話！那還用問！」

「不！我說的是看不見的那顆心。」

施醫師沉默了。

在我轉進普通病房後，又是一段痛苦的日子：我受到感染所以發燒了，體內積了不知多少痰液，怎麼吐都吐不完；我爲了防止因爲割開過的胸骨疼痛，日後變成習慣性的彎腰駝背，我天天背靠牆壁站立忍痛拉直我的胸膛；我在手術中因大量出血而整整輸了2000c.c.的血液（一般正常人的全身血量約5000c.c.），所以不時要抽血檢查以防萬一。好不容易快要復原了，施醫師還不忘嘲笑我：

「等你以後當了醫師，你就知道我們大家都是人，這口飯不是那麼容易混的！」

我啞口無言不敢出聲，不是因爲痛到講不出話，而是因爲我的傷口還沒拆線，我要是得罪了施醫師，他可能會把我全身都給拆了。眞是人在屋簷下，不得不低頭！

多年後我選擇了精神科，每當在遇到病人或家屬無理取鬧時，我常常回想到施醫師當年的那句話：我們大家都是人……。

也許醫師和病人之間的相互體諒，是非常艱難的一件事。雖然我們都受過專業訓

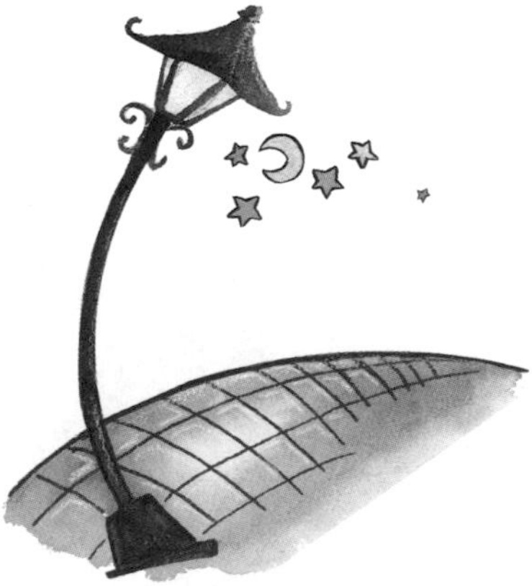

練，但是每個人身上那顆看不見的心，即使連舒伯特都有無言以對的時候。我們大家都不過是血肉之軀而不是神，我們都有喜怒哀樂、七情六慾；也都必須承受生老病死、悲歡離合。在面對精神障礙的病人時，我們也許可以完善處理了他們的問題，可是我們自己卻必須承受各種意想不到的苦痛掙扎，無言問蒼天到最後甚至獨自以淚洗面……。

然而，從另一個角度來看，當我們承受壓力的同時，其實都是可以憑著專業知識找到對自己最適合的紓解方式。從事心理工作的人同樣也是可以在適當的狀況下流淚、發洩，然後記住再回頭將自己好好搞定。在我們受傷的時候，應該更要勇於學習如何療傷，如何整理自己。就算了解到生命的無奈，雖然還是會痛苦，但是我們可以想辦法使痛苦不要持續，然後慢慢消解。這並不可恥，而且有時反而是人性最珍貴的一面。

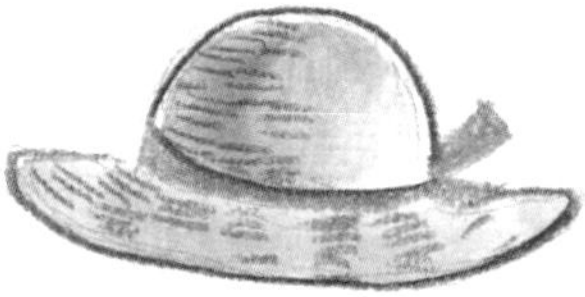

因爲，我們都是人。

日後，有一年我過年回南部老家時，特地抽空去拜訪數年未見的施醫師。當我走入辦公室看到他時，我嚇了好幾大跳！他整個臉孔佈滿了疲憊、哀淒、無力、衰老；更令我驚嚇的是他眼角一大把的魚尾紋，彷彿是刀刻般的深切、痛楚、無可改變……。

他過人的記憶力依然還認得我：

「你現在選了哪一科？」

「精神科啊！」

「你這個臭小子沒跟我一樣選心臟科啊？」

「嗯，哪一科都差不多啦！」

「這幾年家裡還好嗎？」

「不太好。」

「怎麼說呢？」

「我老爸去年得了癌症掛掉了。當醫師的人救不回自己的親人，你說慘不慘？」

「最近我以前在醫學院的一位老師也得了癌症，他現在無條件給他的學生實驗新的治療方法，我們有幾個同學正在試驗以類似酒精注射的方式，看看有沒有辦法在醫學界有更新的突破。昨天我還在想要去訂車票趕到北部去看他，可能是最後一面了吧！」

「那施醫師你呢？這幾年來過得好嗎？」

「比你更慘，我老爸二年前也走了——死於心臟病。」

我吃驚地看著他，那是我生平見過最悲傷的面孔。他眼角的魚尾紋一圈又一圈盪漾開來，幾乎快要淹沒了整個世界……。

最後，我們兩個大男人在辦公室相互擁抱，再也克制不住嚎啕大哭。他忘了，醫師是不能在病人面前哭的……。

我們總以爲男兒有淚不輕彈是理所當然，我們總要在生老病死面前無動於衷。只是，當我們的魚尾紋越來越深刻時，除了要感嘆年歲的無情外，是否也表示了一種生命中無法承受之苦難？

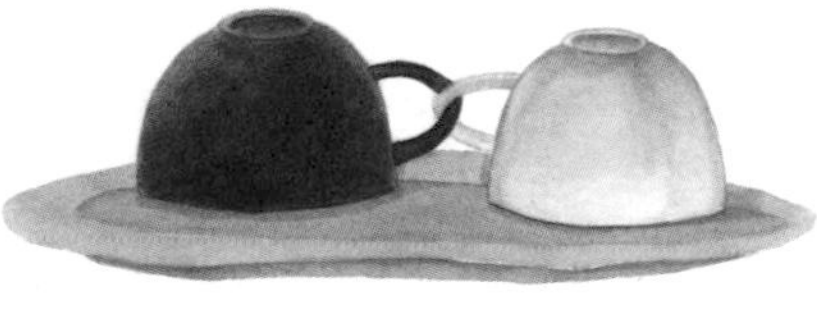

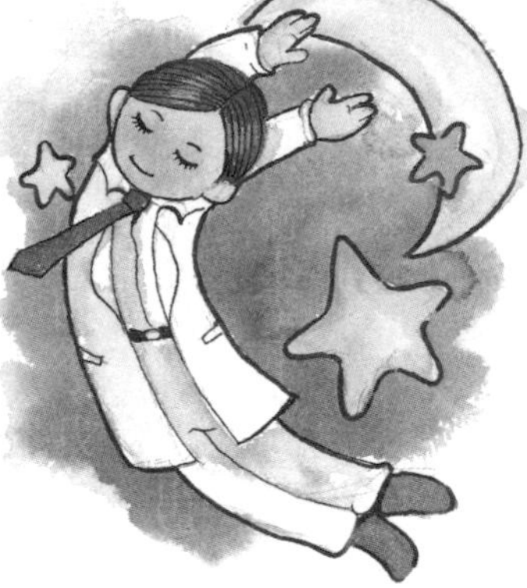

光陰飛快流逝，後來我聽說施醫師到鄉下自己開業了，我依然不時在想抽空去查查看他的醫院開業在哪裡，再找時間去看看他。隔了這麼久，他的魚尾紋應該撫平了吧！

然而，歲月是不饒人的，命運也是無情的。今年我在偶然中竟接到一個晴天霹靂的消息：施醫師四年前已經往生了——同樣死於心臟病！

當我接到消息的那天，我一如往常把醫院中的大小工作處理完畢。直到回到家中，我終於跌坐在地上，再也無法忍受地哭了起來……。

這究竟是個什麼樣的世界？

隔天早上起來，我呆呆地面對著浴室的鏡子；天殺的！我居然微笑了！因爲，我看到今天的太陽依然從東方高高地升起，地球還是沒有絲毫改變旋轉著。我梳洗完畢，穿戴整齊，披上白袍走入醫院，又是活龍一條了！

我們都是人，眞的。也就是因爲如此，才更顯現出生命的可貴。

親愛的施醫師，如果你地下有知，如果眞有所謂的來生，如果我們下輩子都還是投胎當人的話，那麼，讓我當你的親生孩子好不好？

竹竿的哲學

——關於精神衛生法

人生就像蠟燭，生而為人，就該盡本分地燃燒自己，豈可稍稍倦怠？
——南丁格爾

有一個女孩叫甜甜，從小生長在孤兒院，
她有許多好朋友，相親相愛又相憐。
這裡的人情最溫暖，這裡的人們最和善，
好像一個大家庭，大家都愛小甜甜。
一天又一天，一年又一年，
轉眼之間已長大，依依不捨說再見。
每一個孩子都勇敢，每一個孩子都樂觀，
自立自強有信心，前途光明又燦爛。

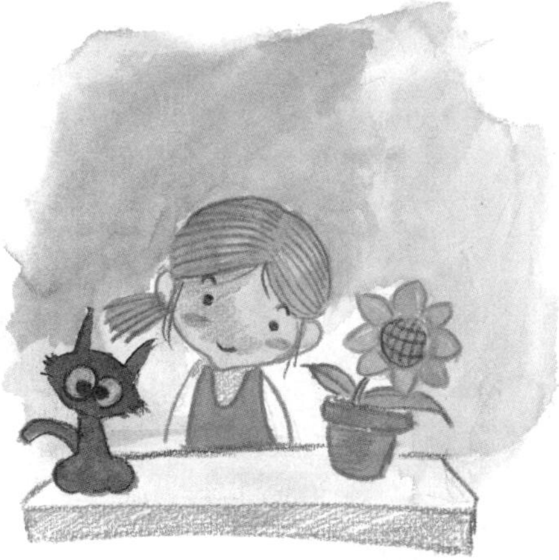

以上是我這個年代的朋友們小時候，家喻戶曉的一部卡通影片「小甜甜」的主題曲歌詞。當時這部卡通風靡了所有台灣的小朋友，受歡迎的程度造成了一再重播。年幼的我幾乎天天聽到和我年紀相仿的小女生們，一把鼻涕一把眼淚地說著伊莎和尼爾是如何欺負小甜甜；安東尼從馬上跌下來摔死有多可憐；蘇珊總是狠心地百般阻撓小甜甜和陶斯之間的愛情……。

事後多年我已不是很清楚記得這部卡通的劇情，但對於這首主題歌的歌詞，我卻有著越來越深的感觸，特別是那一句「自立自強有信心，前途光明又燦爛」。

在我接受精神科醫師專業訓練中，我的老師經常提醒我們：

愛的箴言

唯有有情的人，才會真心關懷社會上與他相干及不相干的人群。

「在搶救病人尤其是精神病人時，就像在搶救溺水的人一樣，你不能奮不顧身不管三七二十一就直接跳入水中救人；而是你自己要先跳出水中，然後再拉著竹竿把人慢慢拖到岸上……。」

一如小甜甜歌詞中「自立自強」，無論是在孤兒院還是在養老院，如果自己不肯勇敢地自立自強站起來，那麼，如何還會「有信心」？如何還能「前途光明又燦爛」？

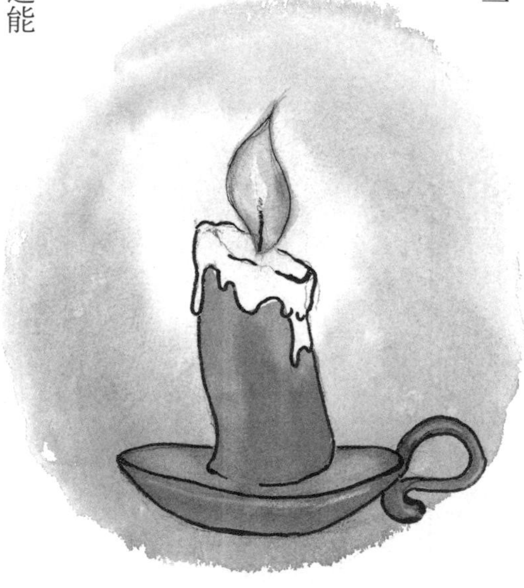

然而不幸的是，現今台灣精神醫療體系還是沒有完善地給我們這枝救人的竹竿。雖然我相信所有精神科醫師都非常願意幫助照顧每一位精神疾病的朋友，但是在法律、社

會、甚至政治等種種不良干涉下，我們必須經常像身上沒有任何武器裝備的戰士一樣，被硬生生直接推上烽火連連的戰場打仗，而且還沒有棄械投降的機會，因爲根本沒有器械可棄……。

舉例而言，在一九九〇年台灣訂定的精神衛生法（Mental Health Act），其中歸於第四節「醫療費用」第三十五條如是規定：

「各類健康保險及醫療補助，對於精神疾病之醫療給付，應包括第二十五條所定門診、急診、住院、社區復健及居家治療。但屬於商業保險之健康保險，對於精神疾病醫療給付範圍，得另行約定。」

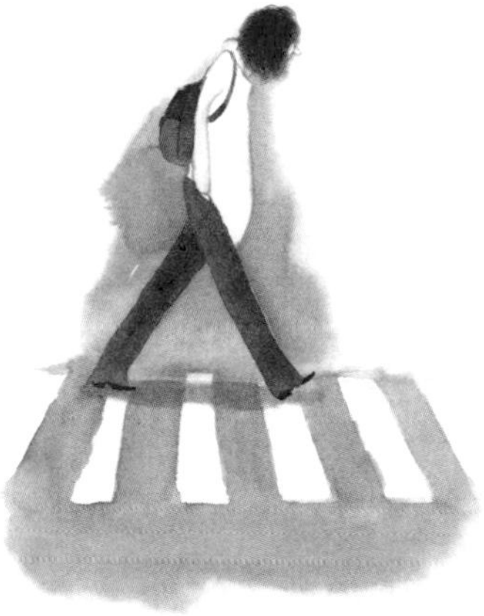

近年來台灣人民投買保險的情形越來越普遍，大大小小保險公司也如雨後春筍般陸續成

立。但是就我所知，一般「商業保險之健康保險」，精神疾病是屬於不給付範圍，換句話說也就是保險公司並不將精神疾病視爲一般疾病，所以造成了許多精神病患即使在未病發前已繳交了大筆保險金，但是在接受治療時所有的花費，卻領不到任何一毛錢的保險補助。長期下來，病人與家屬的經濟負擔越來越重，導致出來的社會問題與家庭悲劇當然也就層出不窮。在沒有穩固堅牢且數量足夠的竹竿之情形下，我們如何伸出援手，把溺水中的人拉上岸邊救回來？

一日我在門診部時，無意中聽到了一位女病人很高興地對另一位女病人說：

「最近我的股票又賺了一筆，我一定會再接再厲多賺點錢，以防我們這些病友老了以後，我們的親人甚至偉大的政府都不能照顧我們時，我就把錢拿來蓋養老院，聘請專業人士來照顧我們，免得我們這些病友老了以後路死街頭，連棺材都不知道在哪裡！」

另一位病人聽了哈哈大笑：

「那好，到時候我們就可以像以前在住院時，天天像三姑六婆一樣，四處到各間病房去串門子！」

此刻的我非常想插上一句：

「等到你們的養老院蓋好的時候，記得也要算我的一份，麻煩也替我保留一張床位。活在我們這個年頭的人，大家以後都是養老院見面了啦！」

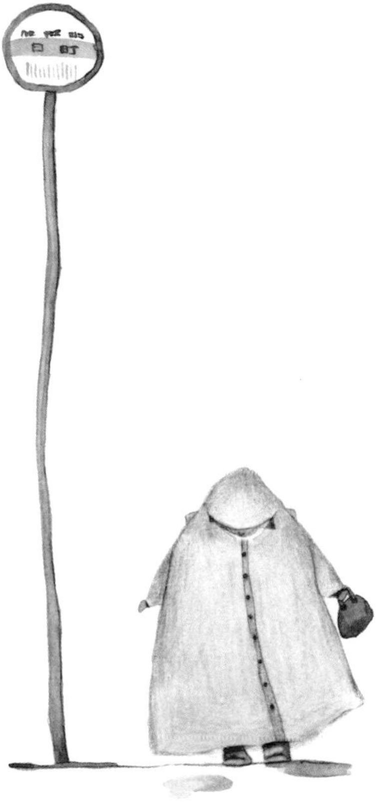

誰才是殺手

——傳播媒體與精神醫學

在人類所有事物中，只有「良知」是分配得最均勻的。

——笛卡兒

當我還在研究所讀書的時候，期末報告往往是老師決定生殺大權的關鍵。其中有一位政務官十三級的教授大人，在陳述了種種期末報告的要求事項後，非常正經八百地對我們說：

「你們的報告統統給我用手寫，全部不准打字！你們這些年輕人，有了電腦以後連字都不會寫了！每次我在改你們公費留學的考卷時，幾乎每一張考卷寫的字都捲成一團，我戴著老花眼鏡外加一付放大鏡，還看不清楚到底在寫什麼？這個樣子叫我怎麼給你們高分嘛？像我那兩個兒子也是！他們兩個在出國前，我就規定他們：不准用E-mail，全部給我寫信回家！」

待下課後，我們數位研究生不禁呼天搶地，哀鴻遍野：有人說他在門診時連病歷表

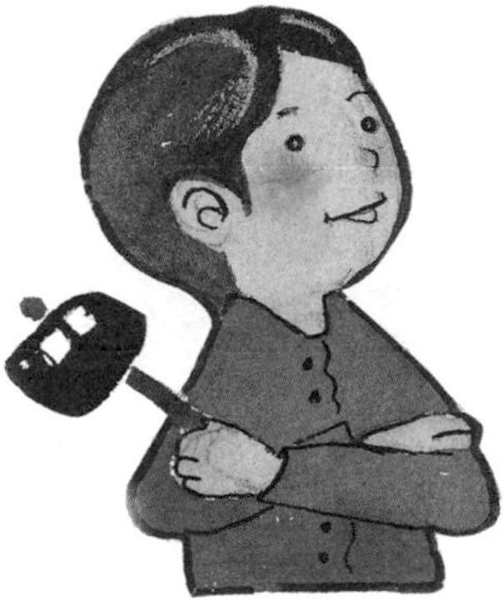

都是用電腦輸入，根本不再是用手寫了；有人慶幸自己不是這位教授的兒子，否則還要寫信而不能用E-mail；而我則是終於了解，爲何我一而再再而三擠不進公費留學名額的原因之一了……。

誠然，工欲善其事，必先利其器。但是在我們享受科技日新月異的便利時，同時也製造了更多的問題。例如當今媒體管道五花八門的大量湧現：電視、電腦、報紙、雜誌、廣播……，就某一方面而言，的確爲我們帶來更多、更新、更迅速的資訊。只是，媒體的世界，往往缺乏一種清晰與明朗，甚至將我們變成了相互

愛的箴言

在二〇〇三年三月間，我們共同遇見了SARS（severe acute respiratory syndrome）。然而，在後SARS時代，或許我們可以用寬容、感恩的心，另外詮釋SARS：sacrifice犧牲：appreciation感激：reflection反省：support支持。

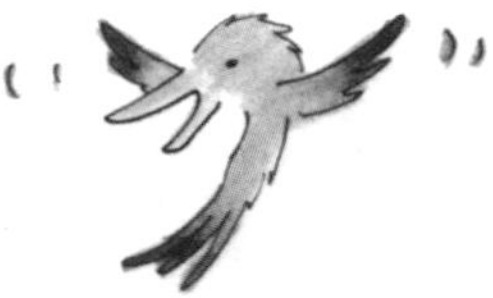

競爭廝殺的族群，使得我們原本人與人之間親密的社會網絡瞬間瓦解。如果你發現《完全自殺手冊》這一類書籍大大方方擺在便利商店的書架上；如果你見到許多年輕人理所當然在網路上援交、張貼色情照片、自拍一點都不具美感的裸照；如果你天天在電視上看到記者以搶獨家的樂趣報導又有人自殺，還不忘介紹自殺方式外加現場畫面；如果你翻閱報紙內一天到晚以一知半解的文字濫用一大堆毫無根據的精神醫學名詞……。對於身爲精神醫學專業的我們，無疑是痛心疾首的一件事。

疾病不只是醫學的客觀事實，還包括了社會、人性、文化、歷史等各方面的問題。關於生命教育的道理，若是沒有正式或非正式的管道，大衆媒體就會取代此種教育的功能。要是媒體不斷複製死亡或哀傷的場面，加上沒有任何解決辦法或提供正向資訊的結果，只會帶給大家更多的無助與恐慌。在我們當前的大衆倫理教育仍然追不上瞬息萬變的社會，當道德解決不了措手不及的醫病關係，一個醫療工作人員如何提供專業意見給媒體？或是醫療上的政治決策？如此現象所帶來的後果，只會讓我們的挫折感越來越深；因爲這些種種傳媒帶來大量、重複、甚至錯誤的報導，非常明顯地讓我們的精神醫療部門被硬塞了越來越多的病人，而且有多數是因爲在傳媒的「成功」教育下，有樣學樣來的。

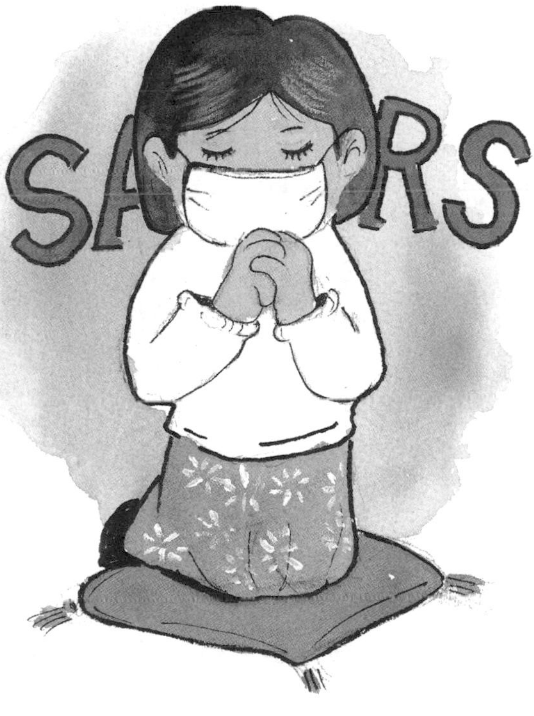

還記得二〇〇三年席捲台灣的嚴重急性呼吸道症候群（severe acute respiratory

syndrome, SARS）（舊稱非典型肺炎）嗎？身在教學醫院擔任醫師的陳克華曾在〈鐵達尼號上的樂園〉一文中，寫下了如此的悲憤：

「……我們這群天天飽受政客與媒體驚嚇的老百姓，不能置信地看見了高雄民眾成群結隊、面帶笑容（甚至來不及戴上口罩裝裝樣子）前去抗議附近專門診斷SARS醫院的成立，再也無法無視於某鄉長發動上百位鄉民抗爭SARS的醫療廢棄物運至附近的焚化爐焚燬。……不錯，大難來時更易凸顯人性的自私。但這時媒體的角色在哪裡？細細重審SARS以來的台灣媒體新聞，傳播善知識者幾希？爲病患及家屬設想者何在？爲第一線捍衛國人健康的醫護人員打氣者又有多少？舉目所見在在是唯恐天下不亂的大造口業……」

我的一位遠在北京讀博士班的朋友，至今回憶起SARS來臨時北京城的眞實狀況，還心有餘悸：當時居住在北京的人民眞的四處搶購民生用品，因爲封城的傳聞越來越大；我的朋友連出去吃飯都得全付武裝，把自己包得像賊一樣進入餐廳，然後自備餐具打包好再儘快回到天天都要消毒的宿舍；他從圖書館借出來的書不敢直接打開閱讀，而是先用棉花沾酒精把書一本一本擦拭。到了最後，他們的學校終於宣布封校，請所有的同學們儘快回去家鄉，暫時離開北京城。他本來並不願意回台灣當瘟神，但是他在大陸的同學們死命勸他：你要是得了「非典」的話，回去台灣可能還會有救；如果你留在大陸，你就死定了。於是，他只好攜帶大批行李，像難民一樣落魄不堪地回到台灣。當他到了台灣的家，門一打開，他的一位親人見到他第一句話是：

「你爲什麼不在北京得SARS死掉算了？你回來台灣傳染給我們幹什麼？」

當我們在日夜拯救許多人的生命之際，是否有時也必須感嘆與追問：誰才是眞正的殺手？

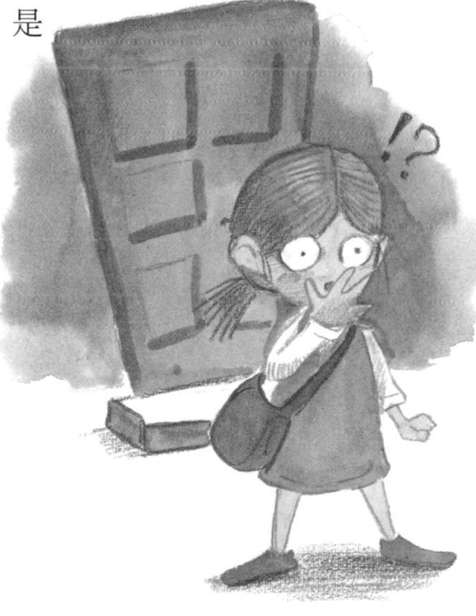

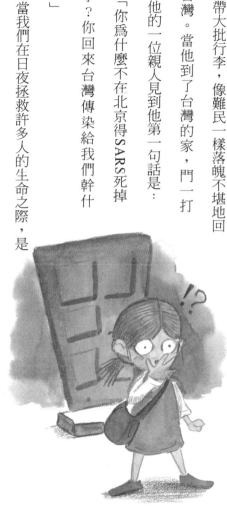

倉頡造字學問大

——憂鬱情緒管理妙招

對於抑鬱寡歡者，他們冰冷的手指就像寒流；但有些人的手指卻散發陽光，這使我在握手時也感到溫暖。

——海倫凱勒

文字的創造是一個長期歷史過程。各種文字在產生初期，都依附著一種神秘性。因此在人類的神權時代，都相信文字是神靈所造。在中國文字學的起源研究中，我們早已證實並非有「倉頡」這麼一號人物獨自創造了文字，而是眾人在相互需要性與影響力下，所共同創造演變出來的，「倉頡」不過是一個托附或領導的人名罷了。然而，在中國文字中，的確有許

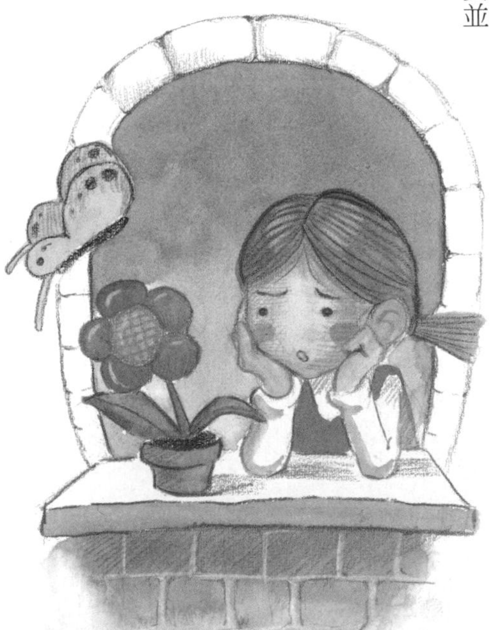

多奧秘所在。例如「鬱」這個字，不管是哪一種「鬱」症的精神疾病，在看見及書寫這個字時，都會了解它眾多的筆劃與繁雜的寫法，和「鬱」的心情分離不開……。

就精神醫學而言，憂鬱症（depressive disorder）和躁鬱症（manic depressive disorder）是情感與生活動力變化爲主的情緒性疾病。憂鬱症的生物原因，目前指的是腦內的血清素與正腎腺素系統功能失調；這些神經傳導的失調，可能在發病之前就已經存在。就人格特質而言，一般來說以內向、強迫性格居多；此外在生長過程中，遭遇較多挫折與失落的人，也比較容易產生憂鬱症。在當下的種種文明壓力，可能也是促使憂鬱症比例增加的原因，但仍然不能排除體質的遺傳性。因此，培養積極正面的思考方式，以及建立

愛的箴言

原來，所謂的身在情長在，竟是一種無可言喻的幸福。

規律合理的生活常態，有助於預防憂鬱症的發生。

近年來EQ已成為廣為人知的名詞。傳統的智力（IQ）多承襲於天賦；而情緒能力（EQ）則是後天所習得，表現出來的狀況是適時做出適當的情緒反應，培養情緒承受力、情緒彈性、情緒恢復力等等。一般而言，心理健康的消極意義是指遠離無謂的焦慮、煩惱、抑鬱、不良情緒；積極意義則是身心靈的和諧安適，且由這種和諧安適感中獲得滿足

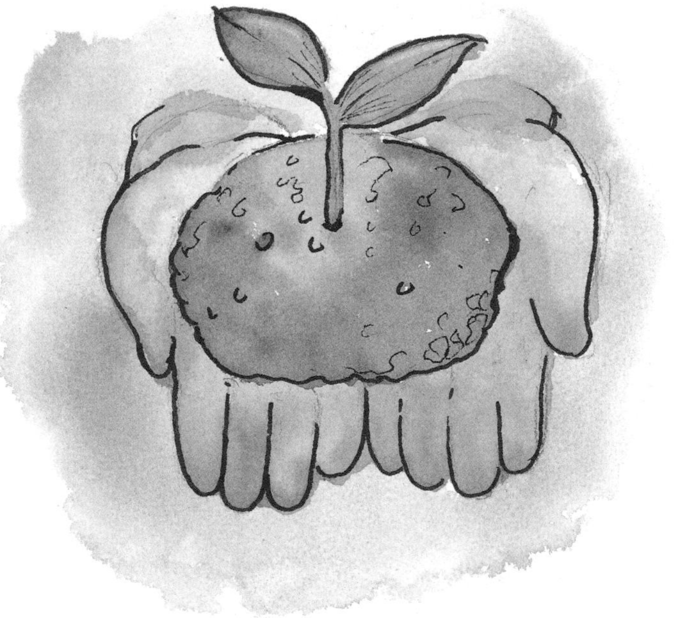

與快樂，故情緒管理是人生旅程中極爲重要的課題。以下試圖以個人經驗與臨床研究，希望能帶給所有的人一些小小的情緒管理參考意見：

培養幽默感

世界上沒有人喜歡一天到晚都是看到一張苦瓜臉，也不會有人喜歡天天聽一大堆怨天尤人的言語。因此，培養幽默感可以替身邊的人帶來許多歡樂，包括自己在內。除此之外，具有幽默感的人可以讓我們人際關係更好，也會有更多的人喜歡和我們在一起，進而交到更多知心好友。所以，三不五時看看笑話大全；上網瀏覽一下笑壇之類的網站；和身邊的人多多交換一些笑話；或是出賣自己私人的糗事貢獻給大家娛樂一番，你會活得一天比一天快樂。

團結就是力量

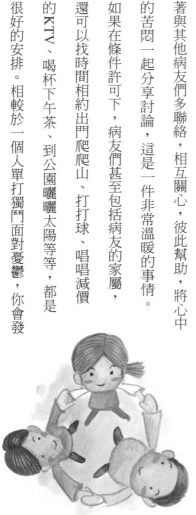

世界上只有一種人，就是需要關心的人。許多精神障礙朋友經常不時陷入孤單、寂寞、或是不知所措的恐懼中，更有許多憂鬱症患者其實他們的發病是因爲沒有人關心他們，如此長久下來，只會造成病情的日漸惡化。因此，不妨試著與其他病友們多聯絡，相互關心，彼此幫助，將心中的苦悶一起分享討論，這是一件非常溫暖的事情。如果在條件許可下，病友們甚至包括病友的家屬，還可以找時間相約出門爬爬山、打打球、唱唱減價的KTV、喝杯下午茶、到公園曬曬太陽等等，都是很好的安排。相較於一個人單打獨鬥面對憂鬱，你會發現自己其實並不孤單。

寬恕爲快樂之本

「寬恕」是我們長久以來經常見聞的名詞，同時也是我們最難做到的事。每一個人都有犯錯的時候，而且每一個人都會希望別人可以寬恕我們的過錯，那麼我們是不是也要不斷學習去寬恕別人加諸於自己的過錯？如果當你遇上無法寬恕甚至憎恨不已的某些人、事、物，建議你去找一個看起來最不順眼的絨毛玩偶（力氣大一點的人可選擇用沙包代替），然後在玩偶身上貼上你無法原諒的人事物等字條，接著請你使出吃奶的力氣，對著玩偶狠狠地我踢、我搥、我打、我扁、我K、我揍、我踹……。等到你全身四肢無力，玩偶也變得慘不忍睹時，你會連生氣的力量都沒有了。既然已經沒有力氣生氣了，就寬恕那些可惡的人事物吧！

找出我的最愛

每個人都有屬於自己的興趣所在，而許多嗜好其實都是可以不需要太多花費，同時還可以得到一些意想不到的附加利益，所以無論是精神障礙者或是一般人，都可以找到一打以上的我的最愛：比方說畫畫（隨便順手塗鴉，想畫什麼就畫什麼，如果畫出來像鬼畫符更好，可以在端午節時省下買雄黃艾草的錢，直接拿大作來避邪，包準百毒不侵）、跳舞（無論是土風舞、交際舞、街舞等等都好，在邊聽音樂邊用腳擦地板時，往往可以在心情開朗的情況下同時達到減肥效果）、種植花草蔬果（送花給女朋友時可讓花店老板失去一筆生意，還可安心享用沒有農藥的蔬菜水果）、飼養雞鴨（此招最適合居住在鄉下地方的

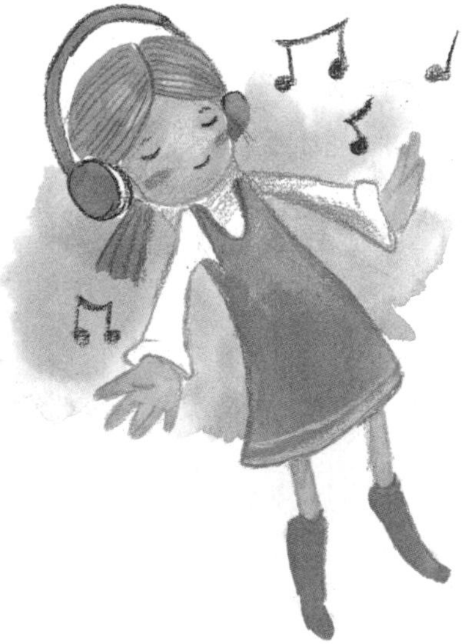

老人家們，在媳婦或女兒做月子甚至大拜拜的時候，自然就有現成的貨源）、學做小點心（動手學習烘焙一些小餅乾、小蛋糕等等，分贈給家人及鄰居享用，絕對可以達到敦親睦鄰的效果）……。例子太多了，其他的自己想吧！

風險分散

若是情緒低落到無法自拔的地步時，找人訴訴苦，這是人之常情無可厚非。但是如果傾吐的對象只有單一目標的話，保證全世界的人會天天和你玩躲貓貓的遊戲。因此以多方面的管道及對象輪流交替吐苦水，會是比較有公德心的方式。除了家人親友外，還可求助於各地的社區心理衛生中心，例如救國團張老師、觀音線、生命線、家庭教育中心；另外還有醫院中精神科或家庭醫學科內，有著嚴格培訓過的醫師、心理師、社工等心理專業人員。以上這些都是面對情緒低落時的最佳後盾。

服裝儀容大檢查

憂鬱症患者經常會出現懶得打理自己外貌的情況，使得女性病人越來越像黃臉婆；男性病人越來越像宮廷太監。多年前的文壇中曾出現一本膾炙人口的小說《未央歌》，是鹿橋先生以抗戰時期西南聯合大學為背景所創作的。書中有一段描寫了校園美女藺燕梅與另一位女同學范寬怡在房間中擦脂抹粉時，可愛的男同學童孝賢在一旁參觀了她們一桌子花花綠綠的化妝品，不禁對另外一位同時在場的男同學范寬湖發表意見：

「我覺得她們女孩子屋裡好玩得多！難怪她們可以在屋裡一待就是一天！瞧這一桌子五顏六色地！簡直是在臉上畫畫兒！又省紙！要是我是個女孩子，就不一定出去才打扮。沒事兒了，自己畫他一下子，看夠了再洗！」

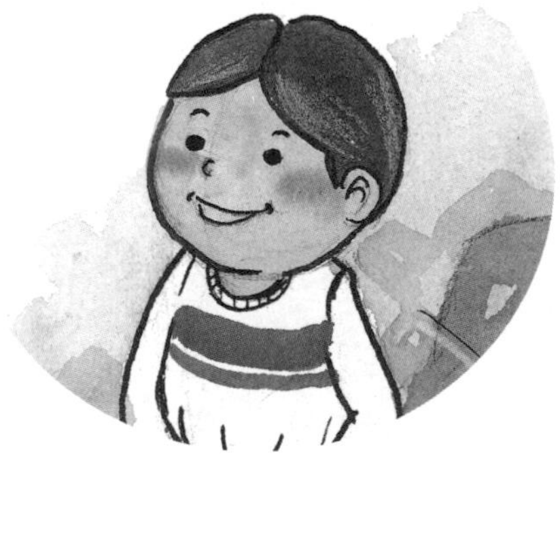

所以，無論男女，乾淨整齊的外表是可以達到提振精神、轉移對悲傷的注意力、尋找樂趣的效果。就連我這種外表忠貞愛國的人物，在梳理天生雞窩狀的頭髮，外加換條顏色鮮豔的領帶後，往往會有「化腐朽爲神奇」的奇蹟出現。

施比受更有福

在我年幼的時候，曾經看過一篇描述戰爭時期、老百姓逃難時的一段文章。內容大概是作者當時是獨自一人的流亡學生，他見到其他逃難人群中，疲憊的爸爸帶著更疲憊的妻兒，在自己受罪的同時，還要努力照顧受罪中的家人。他原本以爲在戰火中這樣的家庭比他自己一個單身漢還可憐；然而到了最後，他才發現其實他自己一人比攜家帶眷的人們更加痛苦無助……。因此，與其抱怨自己的不幸，不如先主動伸出援手關懷別人，

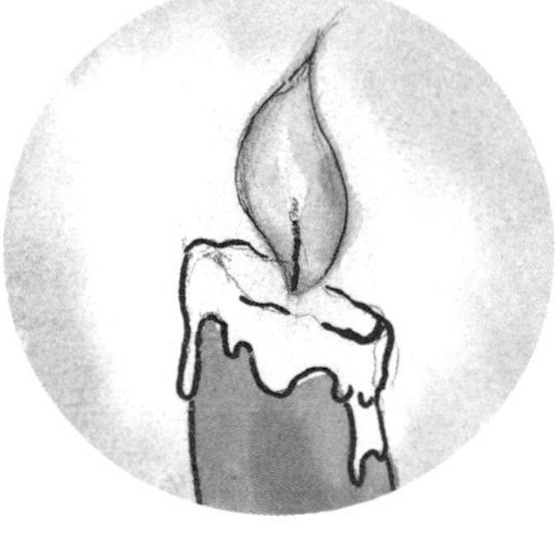

你會發現在幫助別人的過程中，自己才是最豐盈的收穫者；甚至這些需要協助的人們，反而會變成你遇到困難挫折時的最大支持力量。

加強正確醫學常識

許多精神病患本身與其家屬，往往在病人發病時不知如何是好，在沒有任何正確的醫學常識下，只好四處求神問卜或道聽途說，以致浪費了不計其數的金錢和時間，甚至錯失其實還可挽回的時機。因此，加強正確醫學常識的動作，不但平時可得到保健的技巧，省察自我的身心；在發生機能失調或障礙時，也能尋求理想專業的協助，早日處置而恢復健康。

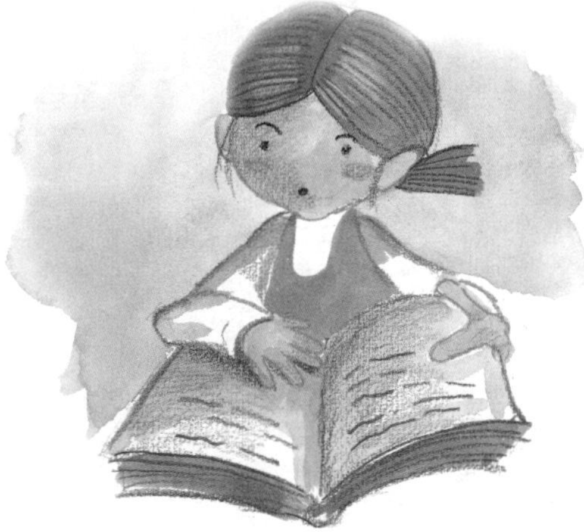

重新學習說話方式

這裡所謂的「說話方式」包括兩種：傾聽與表達。這兩個項目必須像翹翹板一樣保持平衡狀態，才不會讓人摔到四腳朝天。傾聽是一門藝術，可以訓練自己的耐心，並分擔別人的心事，此外，學會把別人的話聽進去再加以思索，你將發現自己會成長許多；表達也是一門學問，當我們在開口說話的時候，其實也同時在整理自己的思緒，並訓練自己的口才，如此下來可以幫助更多心情低落的朋友。

空杯主義

人類歷史發展至今，我們不得不承認沒有「人定勝天」這回事。你坐過飛機嗎？從飛機上往下看的時候，所有的一切龐然大物都是很小的。每一個人都不過是滄海一粟，渺小得不能再渺小。所以無論學歷、能力、智慧、成就等等再怎麼傲人，別忘了時時保持一顆謙卑的心。就像一杯盛滿的開水，如果沒有先把原本杯中的水倒掉，其他的水是再怎麼樣也倒不進杯子裡面。

若是以上的招術還無法使你心情愉快的話，建議你動手把「鬱」這個字寫上一百遍（如果用毛筆更好），你將會發現世界上還有比你的心情更憂「鬱」的事情了！

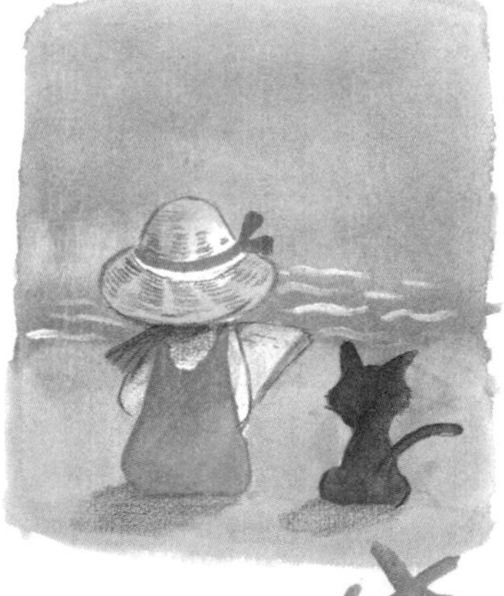

天生我材必有用

——精神分裂別絕望

有些生命的能力，是在環境急迫時，更能表現得淋漓盡致。

——金納

我敢打賭，無論我的行醫生涯將持續到什麼時候，我再也不會遇到比這位「惡女」更可惡的病人了！

當我第一次門診遇到這位女病人時，她眼圈漆黑、表情呆滯、臉色蒼白、體型瘦弱、言語不多，加上又留著一頭長髮，我不禁慶幸我所服務的醫院沒有夜間門診，不然我可能會以爲我見到的，是當年在醫學院大體解剖時，被我們割得亂七八糟的女屍來找我算帳。在我用盡各種方式與她溝通後，她只是簡單地回答自己的情形：

「明明那些人都已經死掉了，爲什麼他們還會和我說話呢……」

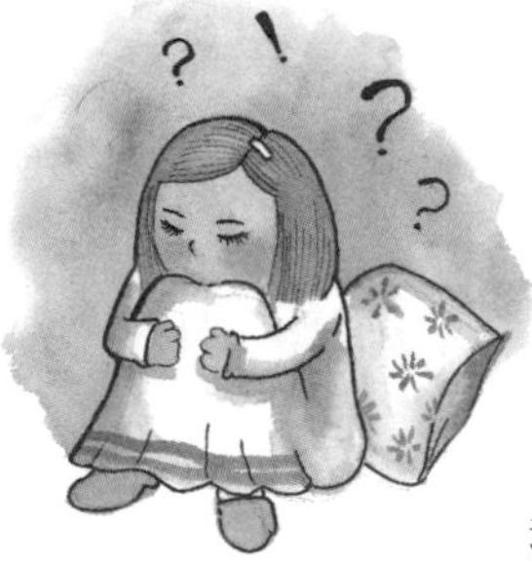

我的腦海中浮現了一個初步診斷：精神分裂症中的聽幻覺症狀。

精神分裂症是一種疾病，也是一個具有共同病徵的症候群（syndrome）。根據一九九四年美國精神醫學會出版的精神疾病診斷統計手冊第四版（DSM—IV）所列示之臨床症狀有妄想（delusion）（包括乖異妄想）、幻覺（hallucination）（包括批評性幻聽與交談性幻聽）、解組（disorganized）言語、解組行爲、負性症狀（包括平板情緒、說話量少、缺乏意志力等）。在一般幻覺症狀中，以聽幻覺出現率最高。根據大型的研究，有74%的精神分裂症的個案都曾有過聽幻覺。精神分裂的聽幻覺特點爲來自頭腦外面熟悉的談話聲音。精神分裂症之病理性質，到目前爲止，仍因腦科學研究尚未有重大突破，而停滯在

愛的箴言

我們總是在展翅欲翔的天空，尋找等待的幸福。

現象學層面之了解。不過，精神醫學已發現，精神分裂患者若給予多巴胺神經介質之阻斷劑（blocking agent），即可有效治療其頗具干擾性之精神病性症狀，如妄想、幻覺、語無倫次、激動行爲等等，換句話說，其實大部分病人並不危險，只要施以適當的藥物治療，知覺障礙很快就可獲得改善。

直到今日，我們尚且無奈地看到社會對精神病之刻板性負面性標籤，往往使患者在社會上抬不起頭，飽受鄙視以致自覺自卑，造成個人信心與尊嚴受到嚴重打擊。然而，在我多次門診中與這位女病人會談後，才知道她在尚未求醫前已經考上國內一間名校的研究所。見聞不多的我只知道她考上的是一間非常奇怪的研究所，目前國內只有設置碩士班，連博士班外加大學部都還沒出現此項科別，因爲師資根本不足，包括老師可能都還在摸索階段。投考這間研究所的人都得各憑本事去收集閱讀極爲少見的相關資料；而且就算考進去後也經常找不到適合的老師指導，寫起報告或論文都只能單兵作戰自求多福。

有一次門診時，她的面容比平常更加蒼白憔悴，我問她怎麼了？她說：

「我昨天晚上一整夜都沒睡覺。」

「睡不著嗎？」在她的病症中，有非常嚴重的失眠狀況。

「不是，因爲我的英文太爛，老師分配給我上課報告有一篇英文期刊中的文章，我唸到半夜兩點才發現自己唸錯地方了！只

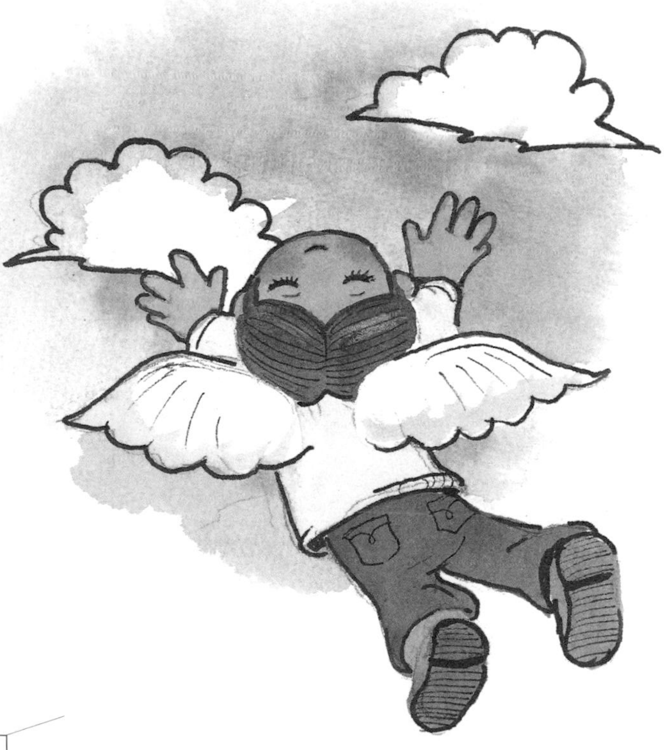

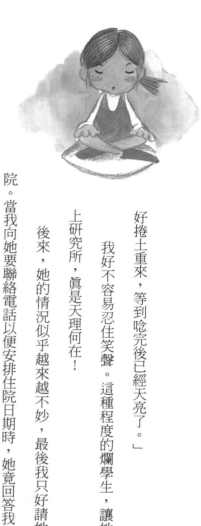

好捲土重來，等到唸完後已經天亮了。」

我好不容易忍住笑聲。這種程度的爛學生，讓她考上研究所，眞是天理何在！

後來，她的情況似乎越來越不妙，最後我只好請她住院。當我向她要聯絡電話以便安排住院日期時，她竟回答我：

「等一下，我查查看我的電話號碼是幾號！」

「妳剛搬家或剛換電話號碼嗎？不然幹嘛還要查自己的電話號碼？」

「我對數字向來不敏感，加上記性很差，所以經常忘記自己的電話號碼。」

她大概看到了我不可思議的表情，於是懶洋洋地對我說：

「這有什麼了不起！我有一位學長二十年前大學聯考共考了二次，他的數學成績第一年是零分，第二年是六分。但是他現在還是當了大學教授。」

一樣米飼百樣人！眞是令人佩服得五體投地外加在地上滾二圈！改天要是我遇到這

位英雄豪傑，我一定會向他叩首三拜……。

怎知這位怪胎女病人住院後，負責照顧她的住院醫師不斷向我抱怨：此名「惡女」在病房日夜不分穿著睡衣逛來逛去；開生活討論會時，居然是一頭不停滴水的濕髮外加掛了一條大浴巾，出現在衆人面前；傍晚帶領了一票病友把病房頂樓天台的門鎖打爛，然後一起聚在上面喝酒賞月；當醫師發現她在病床上翻閱一本爛書叫做《查拉圖斯特拉如是說》，她只是對醫師說了一句狗屁不通的話：「一息尚存書要讀」……。

於是，這名「惡女」成了我們醫師之間的燙手山芋，大家相互把她當皮球踢來踢去，因爲她實在太難對付了！最後這號頭痛人物只好踢回來給倒楣的我。

接下來情況似乎更不對勁了，因爲我開始發現她經常因藥物的種類與劑量和我爭辯；我在寫病歷表時提醒我把某個醫學專業名詞拼寫錯了，還有一

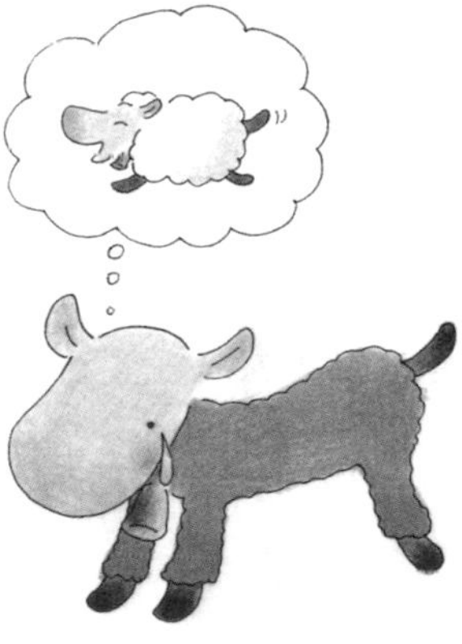

次因我疏忽造成處置不當，被她在電話中罵到狗血淋頭……。據我所知這名惡女完全沒有任何與醫學相關的專業背景。直到有一天，我在醫學圖書館發現她坐在角落，一邊打盹一邊翻閱一篇最新的精神醫學研究報告，桌子旁邊還堆了一疊有些我還沒看過的精神醫學書籍與期刊……，我終於知道發生什麼事了！

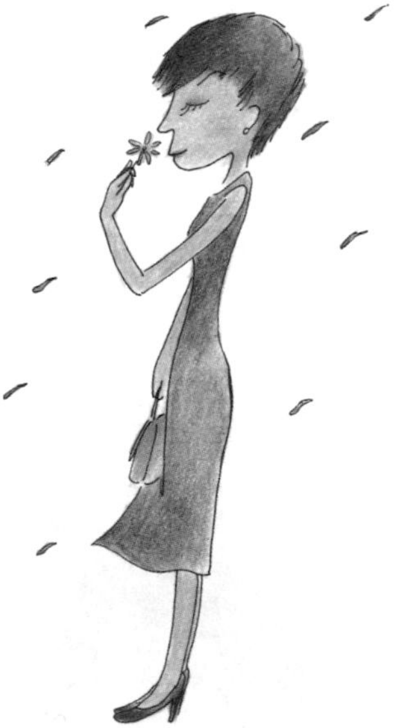

日復一日，年復一年，這名惡女在長年身心俱疲的狀況下，竟然把研究所讀畢業了！當她把論文口試時，所有口試委員全體起立、正式宣布口試通過的歷史性一刻的照片拿給我看時，這名惡女又開口了：

「我現在回想起來，當初我在考研究所的時候，我的腦子裡好像有兩股力量在同時流動：一邊是交談性的幻聽；一邊是思考書寫考卷。就科學的觀點而言，你覺得是怎麼回事？」

「因爲妳的大腦發生病變了。」

「可是我的智商並不高，我在住院時做的智力測驗結果只有中下程度而已。」

「所以妳更要以自己的例子鼓勵其他病友，精神障礙是不會埋沒一個人的才華的。」

惡女停頓了一秒鐘，接著又說了一句：

「你可能到現在還不知道——當初我是以榜首的成績考進研究所的。」

夠了！我當場七竅生煙，幾乎接著要七孔流血了！我無奈地揮手示意這名惡女趕快離開診療室。下次要是她來看門診時，我可能要和這名惡女互換一下位子了！

事隔數年，我收到這位惡女寫給我的聖誕卡：

「謝謝你多年來的照顧。如果你因為把我當個案研究而得到諾貝爾獎的話，我一定會強迫你把獎金分給我一半，而且獎座還要砍成二段兩人平分。就這樣說定了啦！」

惡女！我氣到幾乎要從椅子上跳起來！得了便宜還賣乖！遇到這種病人，我真是倒了八輩子的楣了！

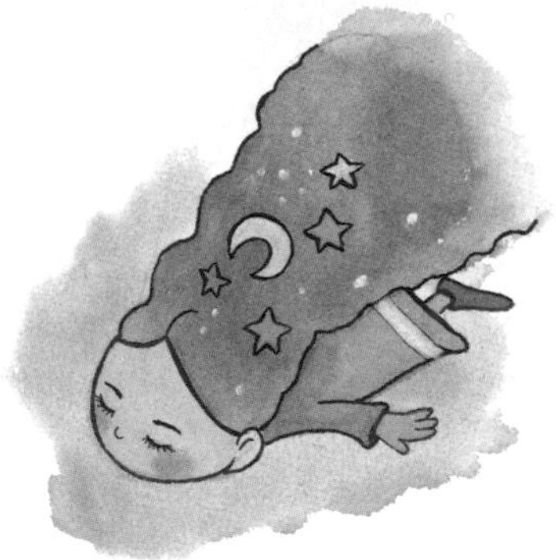

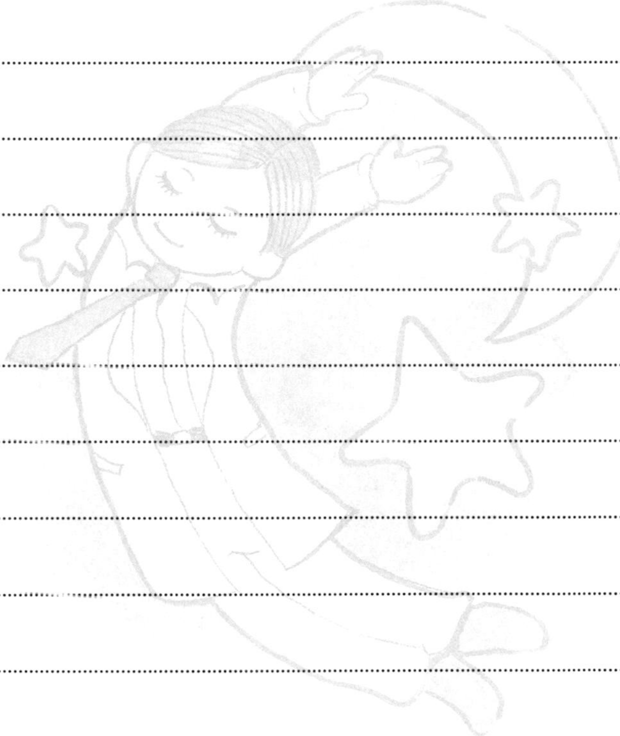

愛，漫步在杜鵑窩

現代生活系列 16

著　　者／龍瑞如
出 版 者／揚智文化事業股份有限公司
發 行 人／葉忠賢
總 編 輯／林新倫
執行編輯／晏華璞
美術編輯／周淑惠
插　　畫／黃贊倫
登 記 證／局版北市業字第1117號
地　　址／台北市新生南路三段88號5樓之6
電　　話／(02)2366-0309
傳　　眞／(02)2366-0310
E-mail／service@ycrc.com.tw
網　　址／http://www.ycrc.com.tw
郵撥帳號／19735365
戶　　名／葉忠賢
印　　刷／鼎易印刷事業股份有限公司
法律顧問／北辰著作權事務所　蕭雄淋律師
初版一刷／2005年3月
定　　價／新台幣200元
ISBN／957-818-716-5

國家圖書館出版品預行編目資料

愛，漫步在杜鵑窩 / 龍瑞如著. -- 初版. -- 臺北市：
揚智文化, 2005 [民94]
面；　公分. -- (現代生活系列；16)

ISBN 957-818-716-5（平裝）

1. 精神醫學 — 文集

415.95　　　　94001338